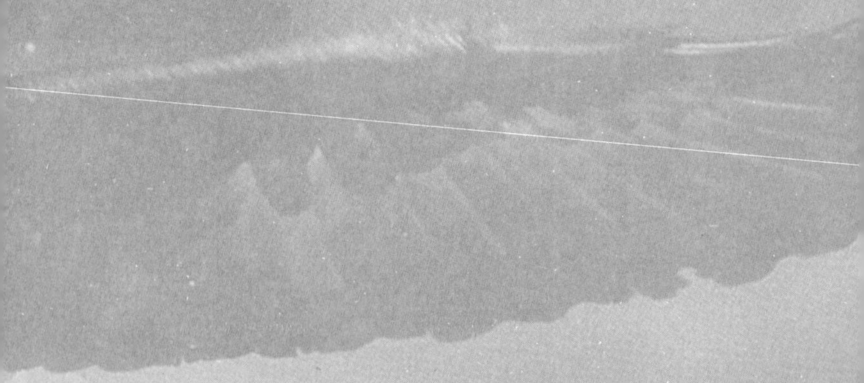

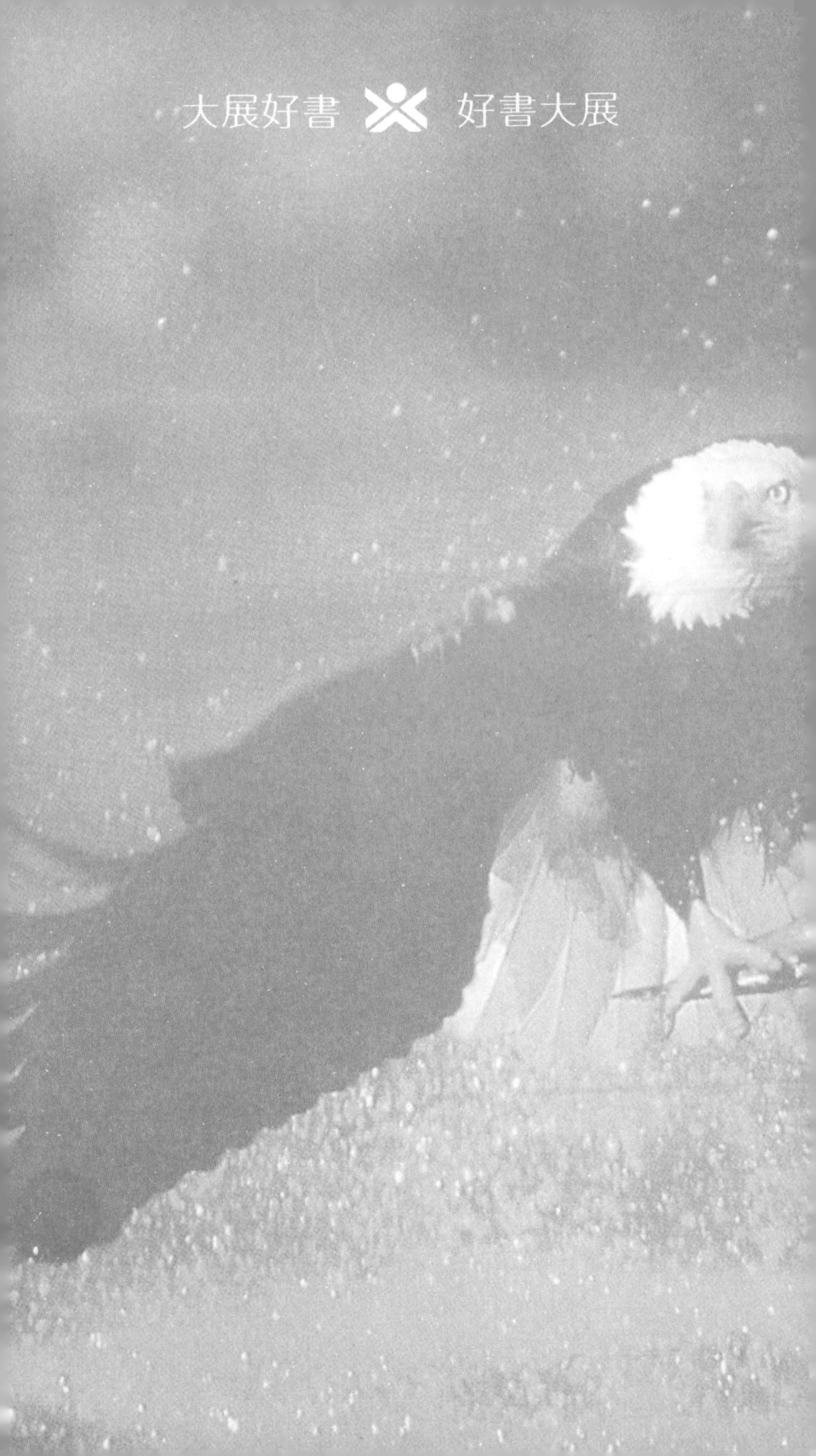
大展好書 好書大展

裸睡健康法

丸山淳士
豐島真／著
陳永寬／譯

大展出版社印行

前　言

一九六九年，在美國的聖地牙哥醫學中心，有這樣的一則報告。

以軍人為對象，經過長達六年的追蹤調查發現，有明顯「失眠」症狀的軍人，其調昇不易，轉職其他部署機會亦少。還有一個類似的調查，這是美國休士頓的研究報告，「有失眠煩惱的人，以離婚、單身、租賃而居者居多，而其收入、社會地位，則正與睡眠時間成反比」。

也可以說，睡眠時間越少的人，其晉升的機會越少。反之，睡眠充足的人，晉升機會多，社會地位高、收入也多。

當然，也許有人認為，只要社會關係好，家庭環境不錯，就能「高枕無憂」。

你的想法又是如何呢?是前者,亦或是後者?

以我的經驗來判斷,我認為以前者居多。動不動就失眠的人,越容易錯失良機,這是我長久行醫所得到的實際感受。由於「失眠」造成的惡性循環,使得社會及家庭陷入雙重困境。

在此,列舉幾個典型的例子。

有一對中年夫婦,丈夫在一家公司任職,收入中等。

但有一次因工作的壓力,而患了失眠症,為了逃避失眠而開始喝酒。

想當然,夫妻性生活逐漸冷淡。

在惡性循環下,這個丈夫終於罹患酒精中毒症。

當時,妻子對無夫妻之實的丈夫已經厭倦,而萌生離異之念。同時丈夫仍沉溺在杯酒之中。結果非但不能晉升,甚至被調降為閒散的職務,使得失眠症日益嚴重……。

像這樣的個案,比比皆是。

看看你的周遭，這種例子俯拾即是。

身為忙碌的現代人，據說為失眠而煩惱者，每五人之中有一位，而當中又有一半必須接受治療，因此，每一百人之中，就有一人必須經常服用安眠藥，這是醫學上的實際資料。

為什麼會有那麼多罹患「失眠症」的人呢？

有種種原因，但我認為最大的因素是「壓力」，壓力累積的結果，就是得了嚴重的失眠症。

因為失眠而無法消除一天的疲勞與壓力，如此一來更顯焦慮，而表現在態度上，對工作當然有影響。接著又因為影響工作而憂慮，精神上的壓力又導致失眠。

此時，當然首當其衝受到影響的，便是家庭生活。

經常焦慮、精神緊張、也會導致性慾衰萎，夫妻性生活無法和諧。於是又為夫妻床第之間而煩惱……陷入如此的惡性循環中。

這都是因為忽略了「睡眠」這麼重要的事。不小心便可能步入悲劇之中，陷入了「壓力」的圈套。但這並非本人的責任，只能報以憐憫。一個人一生中拼命努力的工作，卻因齒輪稍有偏差，而步上不幸的道路……。

看了許多不幸的例子，於是我們決心貢獻所知撰寫本書。我們想把「以最簡單的方法，就能解除壓力、睡得安穩的健康法介紹給大家」。

另外還有一件，就是疲勞的男性增加，性能力降低的男性也相對增加，這是事實。先天性不能人道、無法勃起、中途失敗、早洩、遲洩等等……。

其中，不乏三、四十歲即出現「性無能」的人。在這種時代有人「一個月一次」，甚至有人說：「不！不！那還好，有人一年只有二、三次的性生活」，同樣身為男性，這種話令人無法置信。這種健康情況還算好嗎？「性無能」，意味著性機能衰弱，累積疲勞與壓力，在這種危機邊緣，絕對不可掉以輕心。

本來，三十歲至四十歲，以性機能以及環境來說，性生活可以說是最頻繁的時期。因為生兒育女告一段落，是夫妻最能充分享受性愛的時期，透過美滿的性愛生活，夫妻年老後的關係將更為充實甜蜜。但在這個重要時期，陷入性無能，以及危機邊緣者也增加了。

因此更促使我殷切希望各位能了解健康法。

因為這種健康法，對於這些人是最好，最有幫助的方法，而最重要的是它非常簡單易行。

「熟睡」一詞，可謂『裸睡健康法』之簡稱。目的是「以充分的睡眠，解除壓力，更進一步的把因壓力而衰退的精力恢復過來」。

幸虧有在我醫院工作的臨床心理醫師——豐島真先生的協助。

他是我醫院附設的性事諮商單位「mind-station」的所長，是男性性機能不全的優秀輔導專家。因為有他的協助，本書才得以完成。

這種健康法，名副其實、絕不困難。而且實踐這種方法的人已有好幾萬人，並獲得肯定與好評，因此請各位務必要嘗試，我敢自負的說，這是非常值得的。

丸山淳士

目錄

第二章 脫掉內褲的要領

第四章　男性也有更年期障礙

序章

不斷湧出精力的裸睡健康法

——誰都做得到的「裸睡健康法」

裸睡的秘訣

首先請閱讀下面一篇文章。這是一位住在札幌，現年三十七歲主婦的告白。

原本夫妻健康狀況良好，因丈夫單身赴任，而使夫妻關係開始出顯現出一點疲態。

喜好喝酒的丈夫，回來時總是一句「好累」，然後，喝點酒幫助入眠。

「我原本胸圍八十公分，穿A罩杯的胸罩，後來變成穿八十三公分B罩杯。每逢單身赴任的丈夫打電話說『我要回來了』，乳房便會脹大起來，看到先生歸來的臉，又更脹大幾分。

我讓丈夫也照著我的方法做，結果，每天要小酌半瓶酒的丈夫，竟然戒酒了，性方面也強壯起來，在家期間，幾乎夜夜要求燕好，我簡直無法應對，只好請丈夫穿回內褲。」

另外介紹一例。是一位三十三歲，薪水階級的男性。他曾經因為自律神經失調，而演變成失眠症。

「現在早上起來毫無疲倦感，神清氣爽，每天只穿睡衣的上衣睡覺，五歲的女兒說：『爸爸！屁股露出來了』，但我已『無法再穿上褲子了』。」

聰明的你，聽到這兩種「聲音」，就應該知道這是何種健康法吧！

對了！這就是脫掉內褲睡覺健康法。

脫掉內褲睡覺，對健康有絕對的好處，有前例為證。

首先是這位主婦，不穿內褲睡覺之後，感到胸部大了起來。然後不知何故性慾也提高了，即使只是聽說單身赴任的丈夫即將回來，胸部也會興奮又脹大了起來。

於是請丈夫也脫掉內褲睡覺，想不到丈夫的性慾也急速提高，酒量也減少，而夫妻性生活更活潑到「有點承受不住」的程度，是令人羨慕，亦或令人奇怪，實在……。

據第二位男性敍述，他原先患了失眠症，脫掉內褲後，睡眠好，醒來神清氣爽，所以「再也無法穿上內褲了」。

一點也不錯，這種健康法正是「脫掉內褲睡覺。是睡得深、睡得甜，唯一的方法」。

我寫這本書，已經知道我曾經提倡的「脫掉內褲健康法」的人，一定相當失望，或許還有憤怒吧！

「脫掉內褲健康法這樣寫好嗎？是否有重新命名的必要呢？」

其實，當初我也曾這樣想過，有人告訴我說「脫內褲就是脫內褲，根本不必要更改」。

但是，其中的確有很大的不同。

從前「脫內褲健康法」曾經風行一時。

當時，我經常在北海道廣播電台播音，因為偶然講出的一句話，急速地成為話題「脫掉內褲睡覺，可以治好種種疾病」，於是雜誌以偌大的篇幅來介紹，從此在誤解的情況下，四處風靡。

也因為太簡單之故，效果反而被輕視。「什麼！脫掉內褲睡眠健康法，只是這樣而已!!」

有了知名度之後，「古老的健康法」的形象就固定下來。我也初次深感（世人對新的健康法，有著特別感興趣的習慣）。

人們聽了這樣的名稱，知道「有這樣的健康法」，但卻不去實行，因為太簡單，彷彿知道即是實行，雖然這個名稱衆所周知，但這種健康法的悲劇亦在此。

「因為名稱的緣故，它的效用好像是一種看不出來的健康法。」

然而這是個不幸的時代，比起我提倡此法的當年，更須要向著健康的方向前進。失眠症與睡眠障礙者，自律神經失調症、過勞死、性能力減退者、男性性機能不全者、不孕症都急遽增加。

有這些症狀的人，這種健康法有效，但卻因為名稱之故而不去實行，這是做為一個醫生的遺憾。

尤其男性比女性更有需要實行。

於是興起希望男性也來試試看的念頭，為了喚起這種誰都能做、且都能變成健康的方法，才起意改變這個標題。

男女都會感到疲勞，尤其男性更容易疲勞。而且不是可能恢復的「精疲力盡」，而是看起來可憐兮兮「垂頭喪氣」的感覺。這種「垂頭喪氣」的感覺，有可能引起家庭與社會的悲劇。

能夠防止這種的悲劇，又簡單、任誰都會做的健康法爲何？

這就是更改名稱的『裸睡健康法』。

「脫掉內褲睡覺，就能得到健康」，這就是命名之根據。只靠這一點，所有的疲勞、壓力都獲得了解脫。

當然，也不是只有名稱的表面而已，內容非常充實，從壓力的自我診斷法，到男性更年期障礙克服法，都囊括在內。

道理另當別論，脫掉內褲睡覺的基本方法是不變的，如果想嘗試其效果，以三天為期，不著一物睡覺，嘗試這種健康法。心動不如馬上行動，希望你從現在就開始。

被遺忘的精力又恢復了！

疲勞即不想做愛，我想大家都能理解。

做愛也須要相當的體力，與相當的集中力。何況是面對「已經壓倦了的黃臉婆」，性慾亦大為減半，再加上疲勞，更會令人喪失性愛的意念。

試想！如果因這些因素而無法做愛，你做何感想？覺得無關緊要嗎？

我想這種人大概不多吧！大多數的人都希望自己「想做愛時，隨時都有能力」。

有一位三十歲左右的男性，由太太陪同到我的醫院來。聽說是體育系畢業的，看起來非常健康，聽其細訴方知，他說：「我對生活毫無自信。」

以前和一般人相同，但後來因工作忙碌，在性愛方面逐漸心有餘而力不足。

也許是壓力之故，與太太性交時在半途就棄甲投降了。這種情形發生一次、兩次之後，我漸漸喪失了自信，現在不但對性事感到遲疑，而且提不起興致了。

直接的輔導工作由豐島醫生負責，他在那方面是專家，委任他較為安心。

但是他似乎對我所說的「脫掉內褲」的方法頗感興趣，於是以此方法加以指導，結果他完全康復了。

「他的症狀較輕，只是對性愛無自信罷了，而追究其因是因壓力所引起，所以我以我的方法來指導他們夫婦之間的溝通，以他的情況來說，『能睡得沉穩』最重要。據說他以往都是穿著睡衣褲睡覺，這樣的話，任誰都提不起勁來。經過指導之後，現在這位仁兄一看就是體育系出身的，即使白天也改穿丁字褲。」豐島醫生笑著說。據說他脫掉內褲睡覺後，就睡得極香甜，同時性慾也逐漸恢復了。在遵從豐島醫生的指導之後，據說他已經恢復「從前的樣子了」。

內褲這麽重要嗎？

在我從醫之前便不穿內褲，因為我認為那是不必要的。當了醫生之後，根據醫學的知識，更了解這種想法是正確的。所以我以為這應是一般的知識。

在一九九〇年五月的某一天，我在北海道廣播電台，HBC的招牌節目「則幸時間」中，偶然脫口而出「脫掉內褲」，自此就廣為流傳

那天的主持人問我：「請問你覺得何時該脫內褲？脫了又如何？」我回答說「至少晚上脫掉內褲睡覺，對健康有益」，想不到這樣的一句話，竟得到了聽衆強烈的迴響。

老實說，我非常訝異，因為我沒想到大家睡覺都「穿戴整齊」。因為我自己不穿，而且這又是醫學上的常識，所以我以為大多數的人，晚上睡覺也都不穿衣服。

但事實上並非如此，原來幾乎所有的人晚上睡覺都「穿戴整齊」，這時候我才恍然大悟。

這種「想當然爾」的心態，是醫生常犯的錯誤，我因為自己知道，就以為大家都明瞭。

這時我才知道自己大錯特錯。從健康方面來說，內褲正是壓力的元凶，是誘發各種疾病的原因。如困我置之不理，自覺有違醫者之倫理。不僅享受著「脫褲醫生」的封號，使我更決心進行脫褲啟蒙教育。

好像有些誇大其詞，但究竟為什麼穿著褲子睡覺對身體有害呢？

支持「脫掉內褲」的理由

我將穿內褲的害處，列舉為以下七項。這是一般的醫學常識。（摘自拙著『脫內褲健康法』）

①在節約能量為目的的睡眠時間內，反而浪費能量。

不論何種動物，「睡眠」的最大目的，都是為了不浪費能量，或是為了恢復體力。因此，不論什麼動物，睡覺時都採取輕鬆的姿勢，以防止能量的消耗。

如此說來，穿著褲子睡覺，更好像浪費了能量。

沒錯，正是如此。因為穿著內褲時，身體被內褲覆蓋著，皮膚的呼吸會受到阻礙，於是，露出部分的皮膚，就必須利用多餘的能量來呼吸。

再者，在睡眠中，大腦對全身發汗（通常一個人，一個晚上出汗約二〇〇cc）的指令是均等的。若穿了緊身內褲，被壓迫的部分排汗受到了抑制，其他出汗的部分就必須調整，而會消耗多餘的能量。

另外轉側時的摩擦能量，也是不能忽略的。

譬如，穿上睡衣睡覺，想轉側時，皮膚和內褲之間，內褲與睡衣之間，睡衣與寢具之間，會造成摩擦，也就是三面會同時產生摩擦（有摩擦意味著消耗了能量）。

反之，裸睡的話，反側時只有一面產生摩擦而已，那是皮膚與寢具間的接觸。並且，這種摩擦程度極為輕微，消耗的能量很小。

我想，一個人在整夜的睡眠中，輾轉反側何止數十回，摩擦所損耗的能量，實在不容忽視。

②穿著衣服入睡，會降低皮膚溫度。

或許令人意外，但穿著衣服睡覺，的確會使皮膚的溫度降低。

原因如下：

在自然的睡眠中，身體的肌肉會鬆弛下來。血管的緊張消失，血管即擴張了起來（睡眠中血壓低，由此可知）血液流通順暢、皮膚溫度自然上昇，但若穿著內衣褲睡覺，由於內褲的鬆緊帶壓迫血管，使血液流通受到阻礙，皮膚溫度便會下降。

③呼吸、脈搏次數增加。

在自然的睡眠中，呼吸數與脈搏跳動次數都會減低，但若穿著內衣褲睡覺，則會因②的原因而體溫降低。於是身體調整裝置發揮功能，為提供更多的氧給降低的體溫，使呼吸數與脈搏數都增加。

④內褲會減低透氣性，妨礙皮膚呼吸。

如前所述，每個人在睡眠中都會流汗，一晚平均有一杯左右。

那麼，這些汗水何去何從呢？如果只穿著內褲的話，就會被內褲和寢具吸收。若再加上睡衣的話，就會被內衣褲和寢具所吸收。

吸收的汗水會乾嗎？答案是——不！

因為蓋著棉被的緣故，因此想乾也乾不了。

也就是說，穿著吸了汗水的內褲，一直到早上。

但是，問題在於透氣性，吸了水分的內褲，當然不透氣。穿著不通氣的內褲，皮膚便無法呼吸。

舉例來說，就好像把溼報紙貼在皮膚上一般，皮膚呈窒息狀態。

⑤缺氧的部分，會變成細菌的溫床。

有水分卻缺乏透氣性，又是雜菌匯集的場所，遲早會產生疾病，這是可想而知的。

內褲裡面是排尿、排便的器官，附在皮膚上的雜菌，只要有適當的溫度與濕度，就會不斷的繁殖。

⑥抑制體內產熱，降低新陳代謝。

在睡眠時，皮膚若暴露在空氣中，體內便會進行燃燒，並製造熱氣。當身體透過皮膚取得氧氣，體溫一上升，就會冒汗來加以調節，然後在內臟的運作下，反覆進行著活潑的新陳代謝。

當然，新陳代謝越活潑，身體越健康。反之，若穿著內褲或睡衣睡覺，皮膚與空氣的接觸少，產熱作用受到抑制，新陳代謝自然會降低。

⑦身體反而會更疲勞。

如果按住睡眠中的人的鼻子，他會下意識的把你的手甩開。穿著內衣褲時，人亦是同樣反應。

內褲或睡衣，都帶有鬆緊帶，對身體來講，是不舒服的感覺。它會陷入肌肉，稍一移動，就會感到疼痛。

皮膚敏感的人，在橡皮鬆緊帶環繞的部分，會發生潰爛現象。因此，有人說是「肉被鬆緊帶吃掉」。試想，把這樣的鬆緊帶圈在肚子上會舒服嗎？

『脫掉內褲』的理由

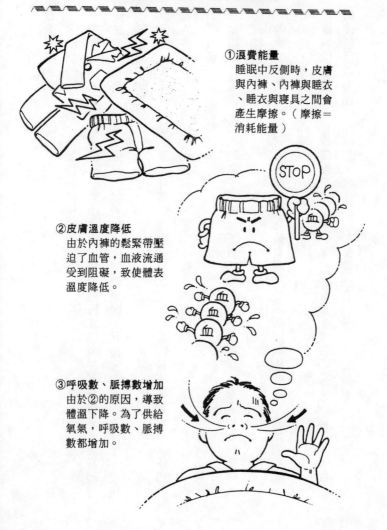

①浪費能量

睡眠中反側時，皮膚與內褲、內褲與睡衣、睡衣與寢具之間會產生摩擦。（摩擦＝消耗能量）

②皮膚溫度降低

由於內褲的鬆緊帶壓迫了血管，血液流通受到阻礙，致使體表溫度降低。

③呼吸數、脈搏數增加

由於②的原因，導致體溫下降。為了供給氧氣，呼吸數、脈搏數都增加。

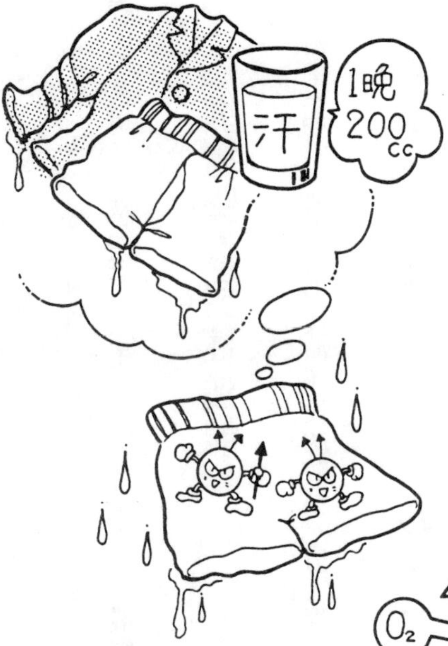

④內褲喪失透氣性，妨礙皮膚呼吸。

睡眠中會流汗（一個晚上約出汗一杯＝200 cc）吸了水份的內褲透氣性不良，皮膚呼吸受到阻礙。

⑤缺氧的部分是細菌的溫床。

內褲裡有排泄器官，若給予適當的溫度與濕度，雜菌會不斷繁殖。

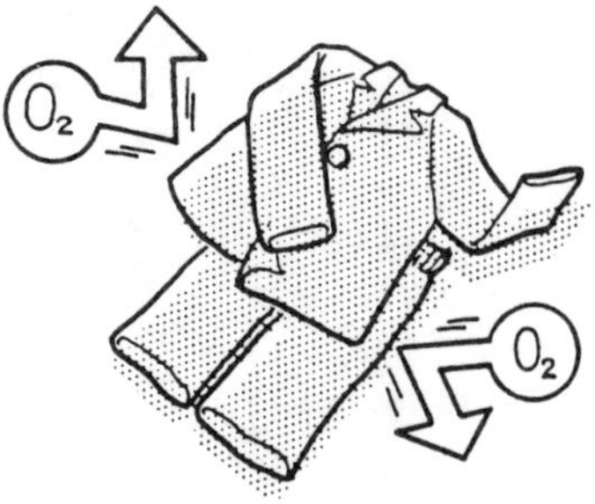

⑥抑制體內產熱，降低新陳代謝。

穿著內褲，皮膚與空氣的接觸少，會抑制體內產熱、降低新陳代謝。

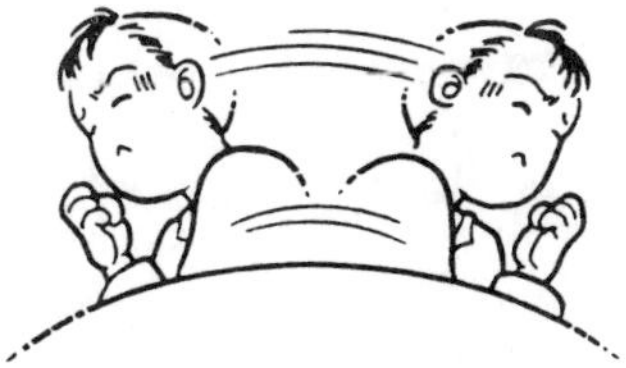

⑦身體反而疲勞。

由於橡皮鬆緊帶帶來的不適感，人會下意識地活動身體。因而浪費了能量。

既然感到不適，當然會想去除，這是人之本能。為了擺脫這種不適感，會下意識移動身體。也就是說，做了無謂的運動，因而浪費了能量。

內褲會降低男性機能

以上都是敍述穿著內衣褲睡覺的缺點。但老實說，我認為另外一點，更具嚴重性。

那就是「穿內褲會降低性機能，以及受精能力」。

在缺點第④項中曾經提及「內褲喪失透氣性，妨礙皮膚呼吸」，不僅如此，在最近的研究中，更發現了種種的事實。

首先，以男性為例。

內褲裡的性器官，大別為二個重要的部分，一是受精時使用的陰莖。還有製造精子的工廠——放置二粒睪丸的陰囊。

問題就在陰囊。

陰囊之所以會擺動，是想冷卻製造精子的睪丸的緣故。摸摸看就知道了，但怎樣是確實冷卻了呢？

其溫度差，是比人的體溫，約低三～四度為正常。在這種狀態下，造精活動進行得最為活躍，精子也較有活力。

反之，溫度若與人的體溫相近，造精能力便會降低，造出的精子也會較無運動力，有時精子甚至無法存活。

也就是說，溫度越高，造精能力會越低，所產生的精子也較無活力。也許就是這個原因，造成不孕症患者的增加，而其中，男性不孕症患者更是急速增加。

精子少（精子減少症），沒有精子（無精子症），精子沒有活力（精子無力症）等症狀，其產生原因都是因為睪丸長期處於高溫下，導致睪丸製造精子能力受損、全身疲勞、壓力大等。

我認為其間接的原因便是內褲。褲子賦與陰囊高溫的環境，而內褲的鬆緊帶將下半身圈住，這點產生了很大的影響。

在一篇有關「機能性不孕症」的報導中，東京醫師澤田喜彰先生說「妊娠器官位於人體的下半身，實在不該喜歡會妨礙下身血液循環的內褲」，我頗有同感。不論從那一方面來看，都沒有任何好處。

對於女性的影響，在此也簡單地介紹一下。

女性的子宮與卵巢，與男性相反，在高溫的環境下，才能發揮正常機能，而內褲卻會引起反效果。

衆所周知，女性內褲的鬆緊帶比較細，材料也是化學纖維比較多。因內褲圈住腹部，子宮與卵巢的功能受到阻礙，血液循環不良，而引起下半身的體溫降低。

另外，穿內褲會使陰道內的雜菌繁殖，是引起各種婦女病的原因，這一點是許多婦產科醫生共同的意見。

提到血液循環不良，男性的情況亦相同。惟有血液循環順暢，陰莖和睪丸的功能才能正常運作，因此若把下半身緊緊栓住，絕對不是好現象。

裸睡有何好處？

各位想必已經了解我討厭內褲的原因了，從健康面來考量，它實在有百害而無一利，不具備任何意義。

那麼，脫掉內衣褲，裸著身體睡覺，到底有什麼好處呢?首先我們必須確認「縱使脫掉內衣褲也不會冷」這一點。

這是我提倡「脫內褲健康法」後才知道的。演員木實奈奈、作曲家三枝成章先生，從很早以前就已開始實行裸睡（著名的瑪麗蓮夢露亦是裸睡主義者）。

有一次，我有機會聽到他們的心聲，他們皆異口同聲的說：「裸睡非但不覺得冷，反而很溫暖」。

一點也不錯，裸睡反而溫暖。

那是因為人類保持恆溫（homeostasis）的產熱作用之故。

皮膚的體溫若下降，體內就會製造熱來供給。體溫上升的話，會冒汗、毛細孔張開，使溫度降低。

因此，愛斯基摩人在冰穴中，即使裸睡也沒關係。

重要的是，產熱作用必須使皮膚全體，很均衡的發揮功能才行。

但若身體一部分用布蓋住，產熱作用之監視器會失靈，因為那部分體溫要提高，那一部分體溫要降低，以那個溫度做為產熱的基準，全都難以掌握。

因此，既然要脫掉，乾脆就全部裸裎，使身體全體條件一致，在這種條件下進行熱作用，就不會覺得寒冷了。

我們蓋上毛毯、棉被等會感到溫暖，其實是人體的產熱作用之故。

體內所發出的熱會加溫於毛毯或棉被纖維之間的空氣，使之溫暖。換句話說，若無此產熱作用（身體不製造熱），毛毯和棉被本身並不會產生溫暖，這是因為其本身並無產熱作用的緣故。

除此之外，再介紹其他方面的優點。

我認為有四點。

①脫掉內衣褲睡覺比較衛生。

②肉體上、精神上的壓力，因脫掉內褲而得到解放。

③使性機能的功能活潑。受胎、製造精子的能力提高，夫妻間肌膚之親的機會增加。

④可預防和治療因穿著內褲所引發的種種疾病。

◎優點①「脫掉內衣褲睡覺比較衛生」

脫掉內褲，鼠蹊部比較乾燥，雜菌不易繁殖。

鼠蹊間所產生的雜菌，幾乎都喜歡潮濕、高溫的環境，而內褲便是它聚集的溫床。如果脫掉內褲，雜菌即不易繁殖，這是理所當然之事。

◎優點②「肉體上、精神上的壓力因脫掉內褲而得到解放」

肉體上的壓力，可獲得解放。由前述「穿內褲入睡的缺點」中，我想應能獲得理解。身體的束縛消失，當然疲勞亦能消除。也不會因為轉側、內褲鬆緊帶所帶來的煩惱，而消耗了多餘的體力。

何謂精神上的壓力？

沒有肉體的壓力，睡眠自然香甜。

睡得沉穩，壓力解除得快，早上起床自然神清氣爽、心情好。

容易入睡，可以消除心理上「我是否會睡不著？」的緊張與不安。

裸睡有何好處？

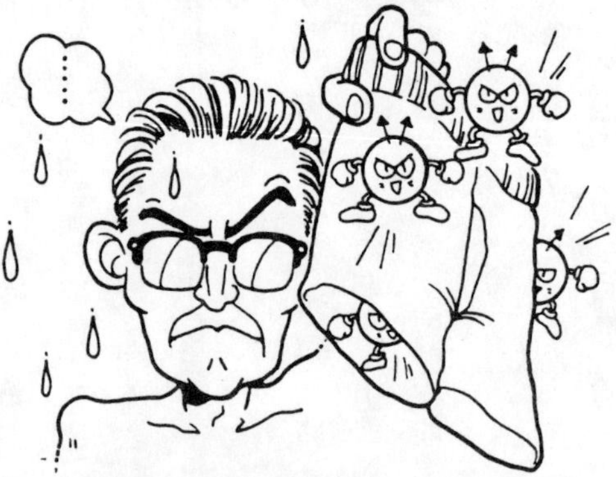

優點①「脫掉內衣褲睡覺比較衛生」

鼠蹊間所產生的雜菌，大都喜歡潮濕高溫的環境，內褲即成為其聚集的溫床，因此脫掉內褲、鼠蹊間比較乾燥，雜菌就不易繁殖。

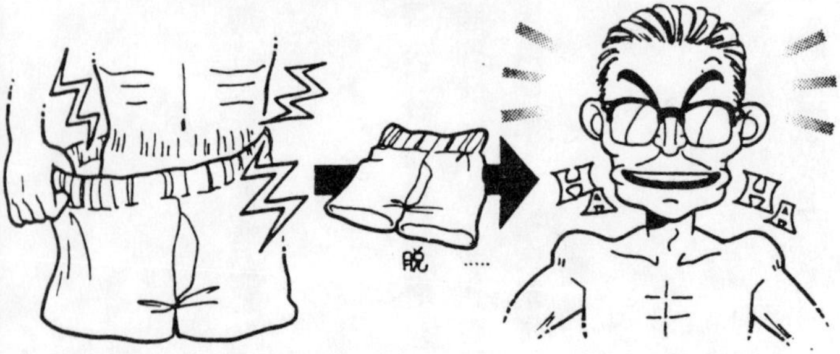

優點②「肉體上、精神上的壓力，因脫掉內褲而得到解放」

身體沒有束縛，不必為反側消耗多餘的體力，也可消除壓力。

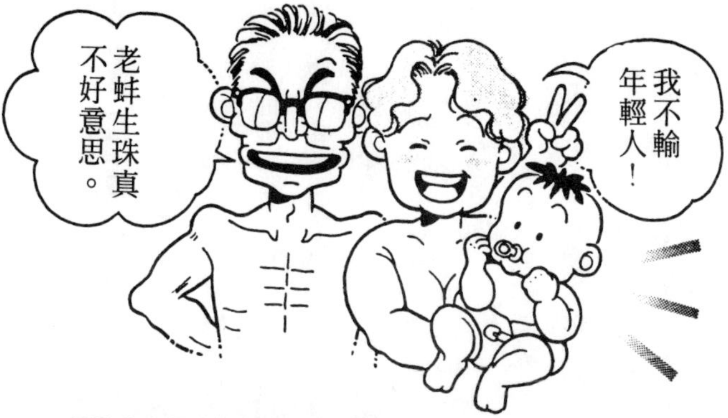
老蚌生珠真不好意思。
我不輸年輕人！

優點③「使性機能的功能活潑，受胎及製造精子的能力提高，夫妻肌膚之親機會增加」

不分男女，生殖機能都能獲得改善。

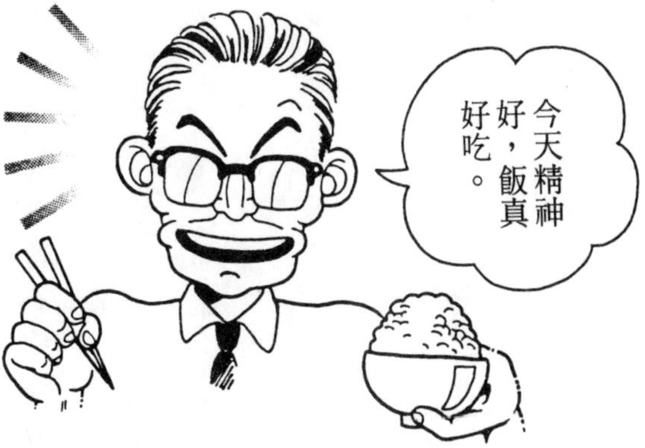
今天精神好，飯真好吃。

優點④「可預防和治療因穿著內褲，所引發的種種疾病」

睡眠中若血液循環良好、血壓安定、內臟無負擔、陰部清潔，各種器官功能活潑。

優點③「使性機能的功能活潑，受胎及製造精子的能力提高，夫妻肌膚之親機會增加」

脫掉內褲睡覺，性機能功能較活潑，正如前述，不分男女，生殖機能都能得到改善，而若想提高精力、應脫掉內衣褲，切勿勒住下半身。「脫掉內褲精神好」這樣的實例報告，真是不勝枚舉。

「提高了精力」「生理順暢」「陽器比以前堅硬」「無生理痛」「乳房脹大」「早晨挺起的經驗」「夢遺」「次數增加」，還有「好不容易受孕了」等等許多的實例，敍述不盡。

其中「以前女性陰道乾燥、做愛困難，但自從裸睡後、陰道濕潤，每日都可享魚水之歡」，也有像這種意想不到的實例。

聽了這些報告，令我深深感覺到，裸睡好像使夫妻之間更恩愛。

現在我再介紹一位「陰道變得濕潤健康」的女士。

她說：「雖然說是陰道濕潤」，其實並不是這麽一回事。現在將她所說的話介紹如下：

☆陰道內的性皮膚變得很有韌性，每日都能行房。

自從第一次聽了廣播之後，我便開始實行（註：我第一次脫褲子睡覺，是聽了廣播之後），之後，那裡的皮膚便變得很有韌性。以前我那裡的皮膚很脆弱，和丈夫行房時會感到疼痛，甚至出血，非常地敏感。

先生一次又一次等待我恢復正常。但自從我脫掉內褲睡覺後，性器官即健康起來，說起來很不好意思，但現在我每日都能行房，先生喜出望外，幾乎天天求歡，夫妻恩愛異常。（登別町，K子，三十歲）

其實我想她並非「那裡的皮膚」有問題，而是陰道內的分泌液不足，因此每次行房都會隱隱做痛。

稍加思考即知，女性性器的皮膚只靠脫掉內褲就能健壯是不太可能的。

但是「脫掉內褲會有所改變」，意思是說，脫去內褲後女性性器官健康起來，結果分泌液也多了起來，我想應是如此。

另外，脫掉內褲睡覺，其中也包含著心理的要因。「二人裸裎相見，同塌而眠」，如此一來就已具性愛氣氛，陰道自然潤濕，因此行房不會疼痛。

我認為這種心理因素非常重要。

稍加想像一下，不要說是蓋同一條棉被了，就是想到「旁邊睡了一個裸女」，大概就令人血脈賁張、心跳加速了。

當然，也許有人會說「想到自己太太裸裎之狀，心裡就起雞皮疙瘩」，但若是恩愛的夫妻，就不會有此想法了。

更何況是同床共寢，肌膚相觸，觸之所及即是女性動人柔軟的胴體。

裸體所帶來的解放感，也難怪會令人想入非非了。

如果認為這種狀態是「下流的人」，那個人一定太疲勞了。因為他對自己的體力與精力沒有信心，害怕疲勞之故。

做愛會使人解放，在自然的情愛氣氛中做愛，壓力也能獲得解除。

身體所累積的精子在射出後，為了製造下一次的精子、性機能活動會更旺盛，因此，裸睡有絕對的好處。

優點④「可以預防和治療因穿著內褲所引發的種種疾病」

從經驗上來說，我個人認為裸睡能預防的疾病，有六成以上。換言之，各位所罹患的疾病，有六成是因為穿著內衣褲所造成的。

原因為何？只要看看穿內褲的缺點，就應當明瞭了。

裸睡時，血液、淋巴液順暢，血壓安定、內臟無負擔，陰部清潔，各種器官功能活潑，就不易生病。

但若穿內衣褲，情形就改觀了，血液、淋巴液不順暢，血壓上升、內臟負擔增加，如此一來，使本來的疾病更加惡化，原本不嚴重的病也變得不容易治療。

因此，請各位嘗試裸睡。實際上，醫學報告也指出「裸睡能治疾病」，雖然想順便在此介紹，但因篇幅有限，不能詳細介紹。

只能把病名介紹如下：

如果讀者想了解詳細內容，在敝人和北海道廣播員加藤則幸共著的『脫內褲健康法』裡有詳細的介紹，請仔細閱讀。

≪脫掉內褲所治好的疾病！≫

腰痛、高血壓、低血壓、失眠症、磨牙、怕冷、膀胱炎、打鼾、減肥、白帶、頻尿、腎炎、懶散、皮膚粗糙、胃痛、閃腰、痔、暗瘡、足痛、頭痛、下半身浮腫、神經痛、香港腳、生理痛、肩痛、心悸、骨盆腔炎、肌腱發炎、念珠菌骨盆腔炎、青春痘、孕吐、急性風濕之後遺症、手腳痲痺、氣喘、骨刺、青紫症、過敏性皮膚炎、鼻炎、食欲不振、耳鳴、膝蓋痛、糖尿病初期症狀、花粉症、宿醉……。

這些症狀在健康雜誌『安心』上刊載，皆是讀者之經驗談的摘記。而其中壓倒性的多數是「能熟睡」、「入睡很順利」、「冷感症改善」「血壓下降（或上升）」「痔」「皮膚粗糙」「足痛浮腫消失」「生理痛減輕」「討厭的分泌物減少」「腰部疼痛與沉重感消失」「肩部疼痛消失」等等，這樣的例子不勝枚舉。

脫掉內褲就能改善疾病，內褲的影響可謂甚鉅，我想各位應能了解。

也有人說「皮膚變細緻了」。我深信，這是因為脫掉內褲後、賀爾蒙分泌與血液循環獲得改善，再加上更能熟睡所得到的結果。

脫掉內褲可以治療的疾病！

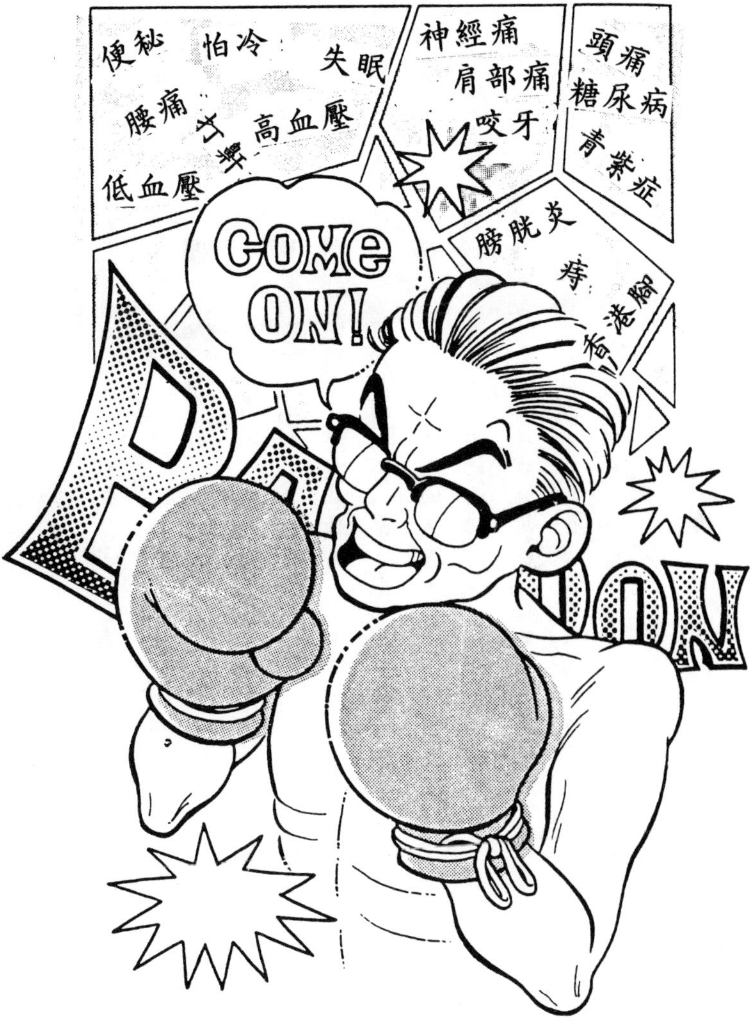
便秘
怕冷
失眠
腰痛
打鼾
高血壓
低血壓
神經痛
肩部痛
咬牙
頭痛
糖尿病
青紫症
膀胱炎
痔
香港腳
COME ON!

總而言之，內褲是健康生活之元凶，請各位多多考慮。

輕鬆來做「裸睡健康法」

我也認識一些對「裸睡有強烈抗拒感」的人。

「無論如何也要穿著衣服睡覺」，非常的執著。

我認為不穿內褲很簡單，不須花費一分一毫，也不用特別的技巧。

但不知何故，拘泥那件內褲的人，仍大有人在。

當然，因為某些特殊原因，而不能脫掉內褲的人，絕對不能勉強。

有些情況，例如：生理期間、痔瘡嚴重出血，家中有小孩或與其他家族同住一屋簷下，包著尿布、罹患出膿性皮膚病或性病，與同事、友人共租一室，或與他人在旅途中等等，像這些情況，可能就做不到了。但是，只是單純心理上排斥的人卻也相當多。

如果你是屬於心理抗拒者，請再仔細想一想，你抗拒的理由為何。

①裸睡無安全感。
②怪怪的、怕會感冒。
③不好意思。
④在妻子面前、覺得有失尊嚴。
⑤認為無必要裸睡。
⑥有不乾淨的感覺。
⑦不願讓妻（夫），看見下半身。
⑧怕腹部著涼。
⑨不願改變習慣。
⑩夫（妻），有「那種意思」而困擾等等。

當然我不是要勉強你們，但是請這樣想。
「嘗試一次看看如何？」最少嘗試三天，有獨自睡眠的機會時，不妨試試看吧！
我相信，你一定會有一、二次的裸睡經驗。和太太或情人做愛之後，就那樣睡著了……。

「有沒有因此而感冒呢？」既然如此，這兩者有何不同呢？不同的只是電風扇、冷氣機、或空調的感覺吧！

當然，一開始時難免會覺得彆扭，例如，「肩部好像有風吹過」「肚子感覺涼涼的」等等……。但這只是身體產熱機能未發揮功能之前「短時間不適應」罷了。如果你還是不習慣，可以在棉被或毛毯下面加蓋一條床單，當做內衣。

有了二、三次的經驗，本來發生偏差的產熱機能，就會發揮正常的功能了，如此一來，那種寒冷冰涼的感覺就會自然消除。

總而言之，有過裸睡經驗的人，請回想一下當時的心情。

應該是很舒服的感覺吧！

那種心情，有人說是「不著一物睡覺，感覺棉被裡更寬敞自由」，其實，本來就是如此，那種解放的感覺，只有有經驗的人才能體會，彷如天堂。

穿著衣服睡覺的人，大概只有日本人。法國人、美國人、德國人、義大利人、荷蘭人等睡覺時，都是不穿內衣褲的。

然而，日本人卻穿著內衣褲、睡衣、睡袍睡覺。

「這就是日本人的習慣」，我常聽人說。但其實日本人真正穿上褲子，是在進入昭和時代以後的事。

一九三二年發生的白木屋火災事件中，有一些女性抓住繩索逃命，因為風將衣裙吹開，露出不著一物的臀部，這些逃命的女性，情急之下為了壓住衣角，而放開抓住的繩索，以至於發生十數個女性跌死的慘劇。從此為了防止這種尷尬的情況，女性才開始穿著內褲。

在此之前，男性著丁字褲、女性只纏著腰帶。

當然，當時人們也是穿著丁字褲或纏著腰帶睡覺的，但從健康的觀點來看，至少比穿著現代的內衣褲健康得多。（詳細後述）

不知何故，日本人逐漸養成穿內褲睡覺的習慣（大概是對住宅安全，與裸體的憂患意識吧！）

總而言之，穿著內衣褲睡覺，我認為不是傳統的禮儀，也並非人類應有的禮貌。

這是偶然與誤解所產生的習慣，因為此故，也不必太去介意了。

「這樣你們還不願意」，我在想你們到底是「要擁有健康，還是要保留習慣」。

從健康觀點來看，穿著內褲睡覺，是有百害而無一利的。

怎麼樣?願意開始了嗎?

本來有抗拒心的人，或許會慢慢的、逐漸的願意嘗試，而無論如何都無法接受的人，在後章有詳細參考說明，請也來嘗試看看。

第二章　脫掉內褲的要領

你睡得好嗎？

「我不管睡了多久，都好像睡不飽。」有人這麼告訴我。

聽了這個人的敍述，我覺得他「真可憐」，而且十分同情他的遭遇。

的確，睡了六、七小時，早上卻爬不起不來，仍然覺得不舒服，那是因為前一天的疲勞沒有消除之故。

我想他是睡法不好，姿勢不得當的緣故。

請看看下列幾個問題。你有沒有下列的症狀呢？

①要花長時間才能入睡。

②經常有「我失眠嗎？」的不安感。

③更換枕頭、棉被就失眠。

④會半夜突然醒來。

⑤夜裡頻尿。

⑥會盜汗。
⑦睡著容易著涼。
⑧常常做夢。
⑨夜裡醒來不舒服。
⑩醒來時，仍留有疲倦感。
⑪容易宿醉。

你回答了幾個「是」呢？回答二個以上的人，必然是因為睡法不當所致。會失眠，大概是睡姿增加了身體的負擔。

當然，生病時心理會不安、擔心緊張時會失眠，這是常有的事，但無論何種情況，醒來覺得不舒服，首先必須檢查寢具和睡覺穿的衣服。為了要擁有香甜的睡眠，最起碼清潔的環境是首要的條件。

首先，寢具請注意下列幾點：

①枕頭高低適中。以自己喜歡最重要，但高度必須適中。
②枕頭充填物，儘量不要用塑膠類。使用不易溫暖的材料（譬如稻殼、麥殼、

你睡得好嗎？

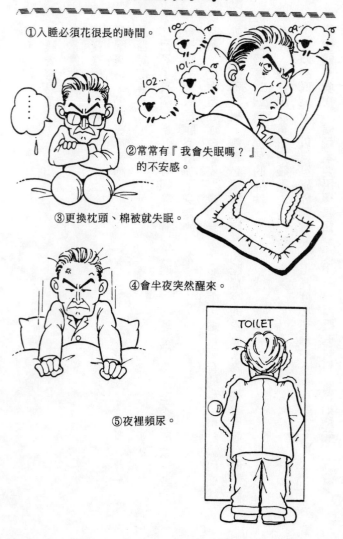

①入睡必須花很長的時間。

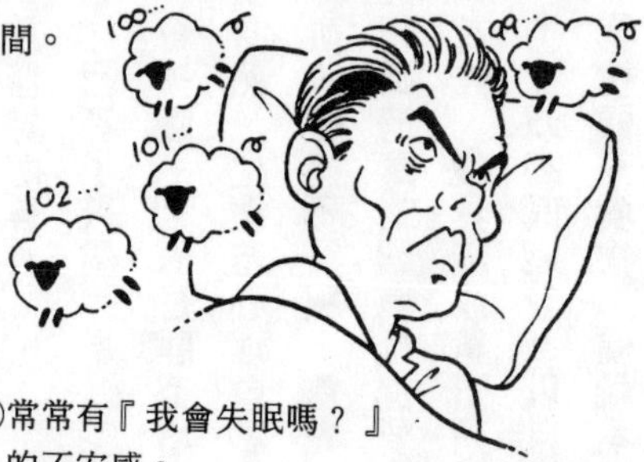

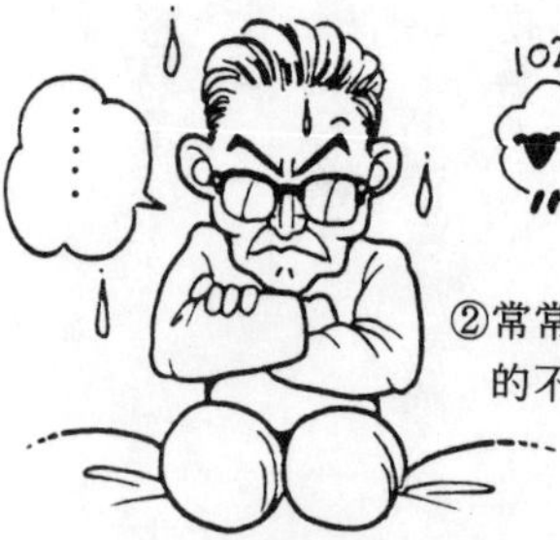

②常常有『我會失眠嗎？』的不安感。

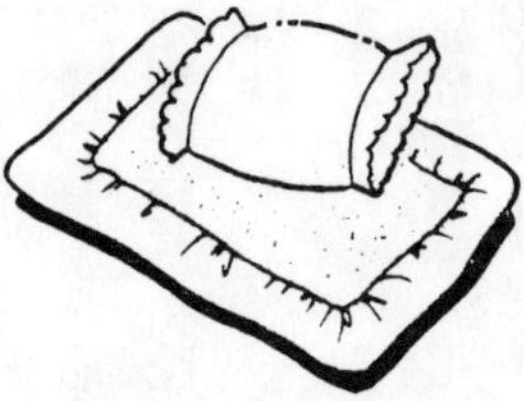

③更換枕頭、棉被就失眠。

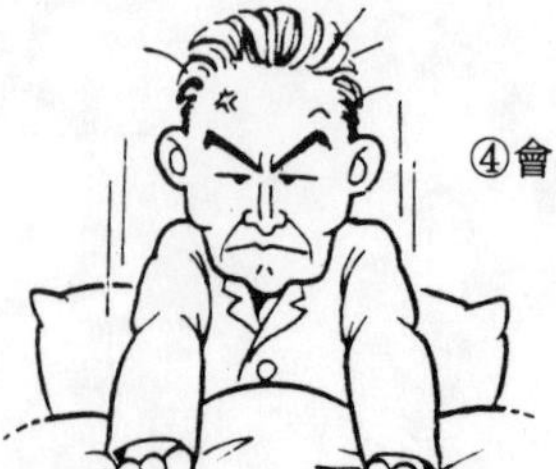

④會半夜突然醒來。

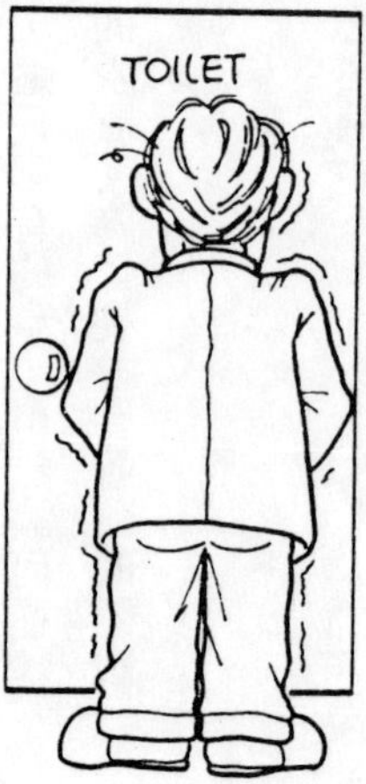

⑤夜裡頻尿。

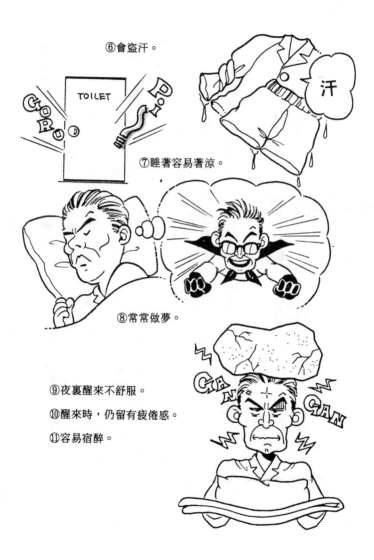

⑥會盜汗。

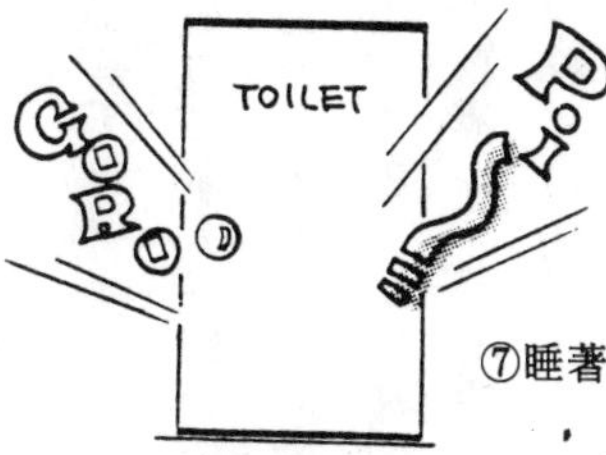

⑦睡著容易著涼。

⑧常常做夢。

⑨夜裏醒來不舒服。

⑩醒來時，仍留有疲倦感。

⑪容易宿醉。

乾茶葉等天然材料），如果是對麥殼會過敏的人，請選用木材削碎的材質。

硬度依個人嗜好，但取中庸為佳。

冷卻式的枕頭，能使頭腦舒暢，我覺得也不錯。

③怕冷的人，墊被以人的身體不會沉下的程度即可（會下沉則對脊椎骨、腰有不良的影響），而不怕冷的人，最好儘量選用薄的墊被，基本上，比較薄的墊被，對健康較有益。

④棉被素材可依個人嗜好加以選擇，但以羽毛類等較輕的材質為佳。木棉比較重，會增加身體的負擔，因此蓋被越輕越舒服。

⑤被單是流汗時吸汗的用具，因此採用毛巾布料比較好。因為裸睡時，產熱作用活潑，比平常更容易流汗之故。

同樣的理由，和肌膚接觸的棉被，被套也儘量使用毛巾布料。

想擁有舒適的睡眠，寢具當然要經常保持清潔與乾燥，在這裡順便也請注意「寢室」的要件。

①夏天睡眠中，電風扇、冷氣機儘量不要開，即使要開，也勿直接吹到身體。

②冬天寒冷時，都開著暖器睡覺的人，最好能改掉這種習慣，若不得已要使用，必須將溫度設定在比白天低的溫度。

各種睡姿。哪種睡姿會感到疲勞？

接著是睡姿的檢查，你睡覺是以何種睡姿？

①內褲、內衣、和睡衣褲。
②內褲、睡衣褲。
③內褲、內衣、加睡袍。
④內褲、睡袍。
⑤只有內褲。
⑥內褲和內衣。
⑦只穿睡衣褲。
⑧只有睡衣，下面不著一物。

各種睡姿

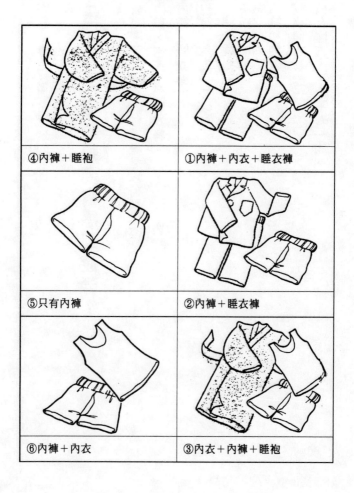

④內褲＋睡袍	①內褲＋內衣＋睡衣褲
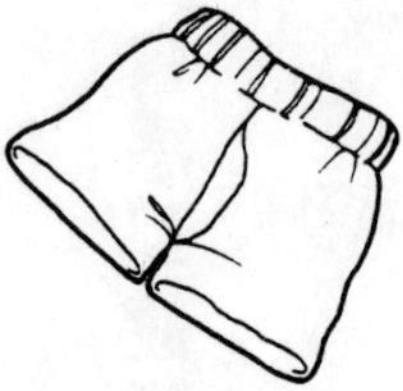	
⑤只有內褲	②內褲＋睡衣褲

⑥內褲＋內衣	③內衣＋內褲＋睡袍

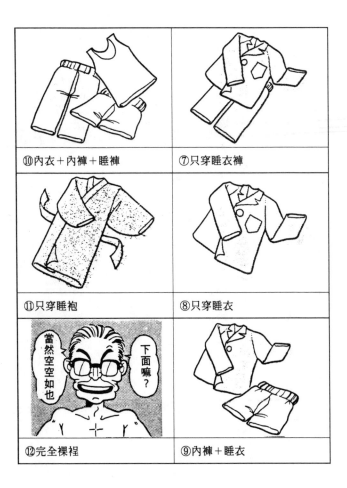

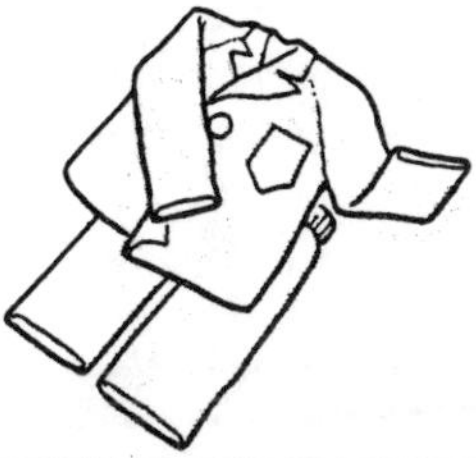

⑦只穿睡衣褲

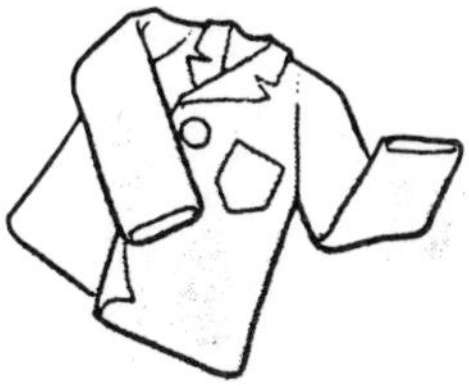

⑧只穿睡衣

⑨內褲＋睡衣

⑩內衣＋內褲＋睡褲

⑪只穿睡袍

⑫完全裸裎

⑨上面睡衣，下面著內褲。
⑩內褲、睡褲和內衣。
⑪上面睡袍、下面裸露。
⑫完全裸裎。

這樣排列，變化很多。

曾聽一位老人敍述他睡覺的裝備，令我大吃一驚。

「內褲加長袖內衣，緊身衛生褲、再加上一套睡衣褲」，更令人驚訝的是，夏天亦然。

儘管北海道晚上有涼意，但穿得像不倒翁一般，期望能有沉穩的睡眠是不太可能的。但老人說：「我怕冷、不要管我。」就彎著腰、駝著背回去了，我也拿他沒辦法。那麼！你又是如何呢？

「內褲、加上一套睡衣褲」，這是日本人最基本的睡時裝備？很遺憾的，日本人還殘留這樣的觀念與習慣，這樣的衣著會讓你精力減退，即使睡眠也無法去除疲勞。

能夠達到及格標準的只有「只穿睡衣」、「只穿睡袍，下面裸裎」「完全裸裎」三種而已。其他的組合，只是徒增睡眠壓力。

那是因為橡皮鬆緊帶的關係。

內褲的鬆緊帶，一條已經不得了，況且加上睡褲，雙重的壓力簡直是種虐待。同樣的帶子，睡袍的布繩對身體就好很多。

睡袍的帶子，沒有伸縮性，肚子縮進去不會拴住，將肚子鼓起才會被拴住。這種結構不會引起血行不良，反而會刺激腹部周圍的穴道，刺激的結果，血液循環反而順暢。

且不管吐納問題，腹部皮膚被吃進橡皮鬆緊帶裡，就非常不理想。可以加以改良，要不然只有丟棄一途，因為它只會累積多餘的壓力。

你是三角褲派、亦或四角褲派

在此提出一個簡單的問題。

你愛穿的是三角褲，還是四角褲呢？從結論上來說，當然是兩者都不穿最好，但若必須選擇，則四角褲比較理想。

因為那種款式，不會拴住男性性器，也具有通氣性。

三角褲過分緊貼，必然會將睪丸拴住，不僅通風不良，也因為前面二層的保溫性太好，使得陰囊常常保持溫熱，對製造精子的能力，有不良的影響。

在此特意再說明，越涼爽、越通風，陰囊製造精子的機能越活潑。

提到這裡，有種所謂「金冷法」的精力鍛鍊方法，在民間療法中甚為風行。使睪丸冰冷的意義是非常合理的方法。使其冰冷後就能恢復精神，這點請切切記住。

「你屬於那一派？」也許有人說：「丁字褲派。」

那麼丁字褲呢？

這也是相當不錯的選擇。

首先它不是用橡皮鬆緊帶，而是用木棉繩。

通氣性好，只是木棉布一張，不會積熱，又有多餘的空間，不會拴住陰囊，這點非常理想。

所以我建議，白天的內褲，請穿丁字褲吧！

關於利用的方法，後面也會有詳細的說明。我認為晚上不穿內褲，白天換上丁字褲，是一種很好的方式。

在公司，或外出時，下身不著一物，心裡會有不安的感覺，因此可以穿著丁字褲來代替。

「雖然如此，但實在無法脫下，感到不安……」

「大夫！你說得沒錯，但實在脫不下來，心裡很不安……」

在演講會上，我說明了「裸睡健康法」的重要，幾乎在場所有的人都表贊同，既然是肯定「為什麼總是辦不到」。平均有二成的人，他們所持的理由，如後所述。

如果對方循循善誘加以說明，道理亦可理解，但卻辦不到，這或許是人類有趣之處。

一開始辦不到是可以理解的，聽了他們的理由，也會覺得「難怪了」，因長輩的習慣，要改變並非那麼簡單，只有從小部分開始。

對這樣的人，我指導他們以階段式來實行，因為過分勉強會產生反效果，不要「辦不到就放棄」，使抗拒力慢慢變成接受力，一項一項來改善。

我這麼說，有一個年約三十歲的男性直言道：「不必那麼麻煩做那種事！」

這實在很遺憾。這麼簡單的事，在做與不做之間，竟有這麼大的差異。

「能睡得香甜」，不僅是目前所舉出的好處，對於預防疾病，和將來過著健康的生活，它是最基本的健康法。

「重視男性機能」，也不是指目前而已。

當然，年輕之時，精力好，有體力，性愛之事游刃有餘，但亂用精力，必定會影響將來，產生很大的差異。

一開始只是些微的不同，但經年累月，影響的累積，會變成精力衰退、受胎能力降低。也因疲勞的累積，造成了各種成人疾病，這是很可怕的。

因此，心動不如馬上行動，你就能馬上得到健康。若還是做不到的人，第一階段就是更換褲子。

《階段式脫內褲法》

①先將三角褲換成四角褲，效果截然不同。

買新的四角褲時，最好選購橡皮繩可拿掉的類型（不要用布橡皮鬆緊帶，改用繩橡皮鬆緊帶）。

②目前就使用四角褲的人，請把它換成橡皮繩。

如果是布橡皮鬆緊帶（以寬度相等的橡皮鬆緊帶車入腰帶，現在這種類型相當多），最好將它更換成橡皮繩。

以穿進運動褲那種細繩來做。方法很簡單，相信男性也能做到（請參照插圖），用髮夾穿過繩子的中心，再慢慢穿進洞裡，在出口拉出打結即成。

請試試看。

如果你不會做，可以請太太或情人幫忙，為了健康著想，她們一定會樂意協助你的。

當然！想脫掉內褲的人，就不必要做了！盡情去享受這種舒暢感吧！

階段式脫褲法

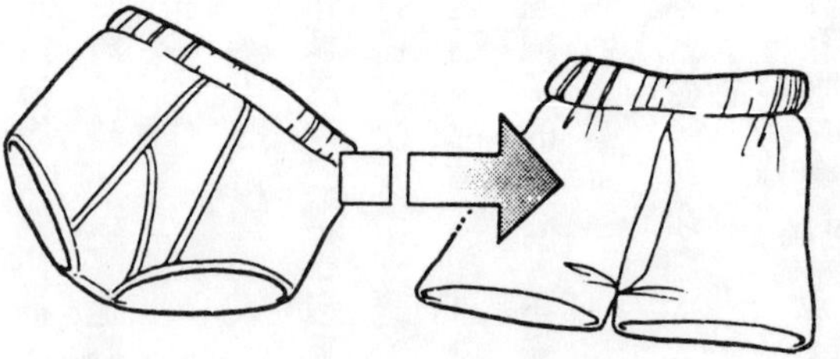

①從三角褲換成可以拿掉鬆緊帶的四角褲。

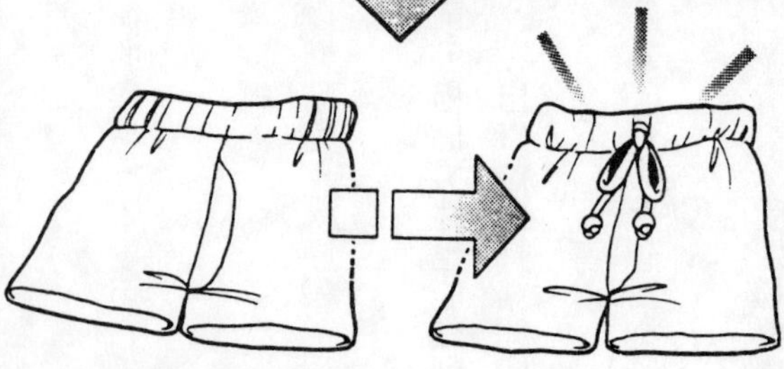

②將橡皮鬆緊帶改成棉繩。

先將別針或髮夾準備好，棉繩（是褲子腰圍再加上15～20公分）量好長度。

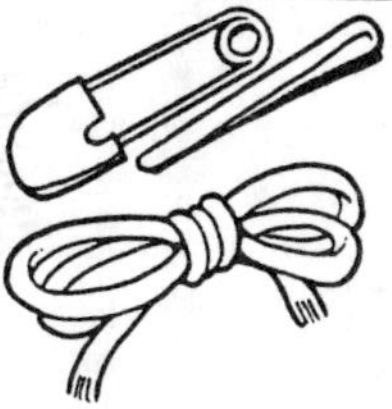

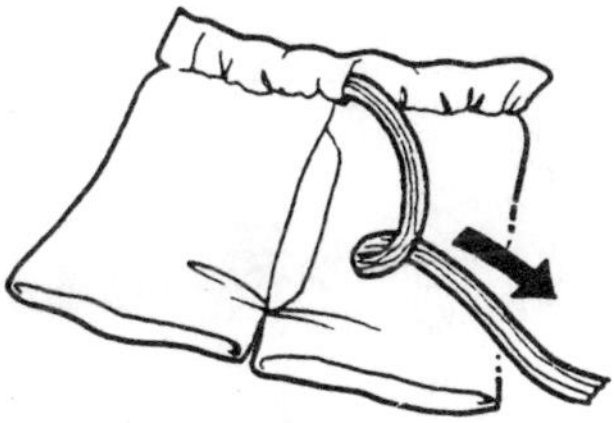

拿掉橡皮鬆緊帶。

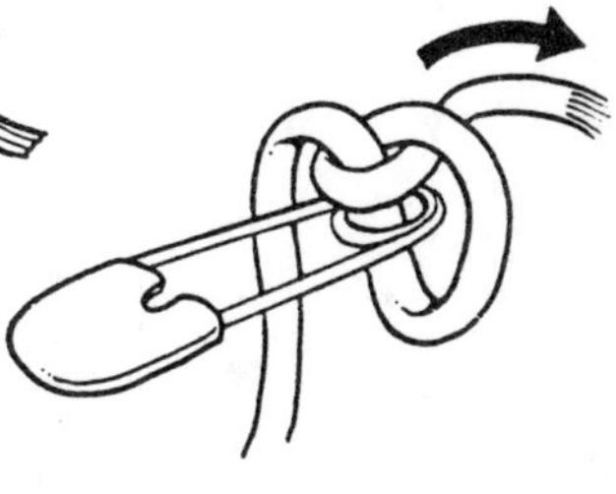

用別針或髮夾，將繩子穿過打個結固定，為了不讓其脫落，應仔細結好固定。

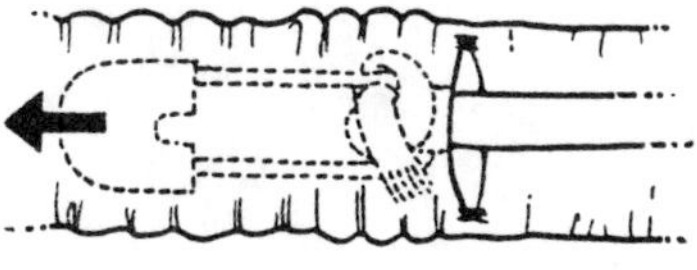

從內褲的橡皮鬆緊帶洞口穿進，這時要注意勿讓繩子的後段也穿進。

完全穿過後，在繩子一端打個結，使其不會穿進洞裡。

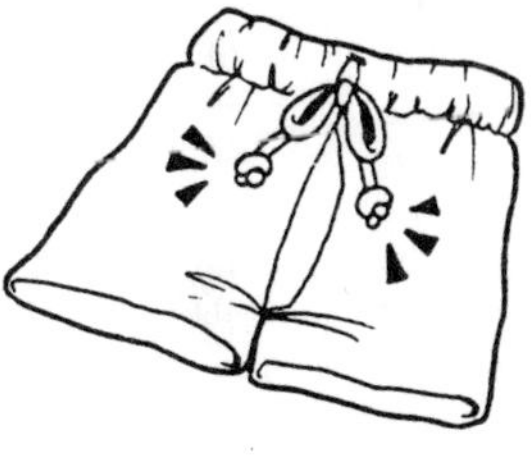

晚上脫！白天也要脫嗎？

這是演講會上，許多問題之一「我可以晚上脫，但白天也要脫嗎？」看封面的書名而有「只要晚上脫掉裸睡就好了」，這種想法一定大有人在。

但若以「不要留下多餘的壓力」「儘量不阻礙血液循環」為目的，不用說，白天也該嘗試。

從上班至回家，這中間大約10個小時，這麼長的時間，下半身被拴住，內褲裡無通氣性，其間陰囊暴露在高溫下。

如果想恢復精力，排除肉體多餘的壓力，更進一步的保持健康的話，最好白天也實行。

「這是辦不到的」，有人這樣認為。

脫掉內褲，只剩下外褲，心裡會感到不安，又沒有穿衛生褲，感覺下身空空洞洞的（我白天也沒有穿內褲，其實習慣了就無所謂了……）。

為了此故，我提供以下的兩個方法來說明。

一、是將以往採用的橡皮鬆緊帶，改用棉繩。

二、是請嘗試日本自古以來，優秀的丁字褲。

二者皆是採用繩子，沒有多餘的壓力，相當理想。市面有販售丁字褲，但自己亦能簡單製作。

繩子採用「斜紋布」來製作。用棉繩亦可。把二尺（約60公分）的「斜紋布」縫成丁字形即可（方法請參照插圖）。

穿了你就明白，實在非常舒適。

我在演講會上和聽衆討論後，方知丁字褲的愛用者這麼多，使我頗感意外。曾經嘗試過的人說：「簡直愛不釋手。」也讓我留下強烈的印象。

對女性詢問「如果丈夫或情人穿丁字褲，你會討厭嗎？」回答：「為了健康大部分都表贊成」，「老實說，開始時有一點遲疑」也有人這麼說。

但實際上有太太這樣反應。

「比內褲好洗、材料亦便宜，實在很理想。」

白天不敢脫者，用此方法

①把橡皮鬆緊帶改成棉繩的四角褲。

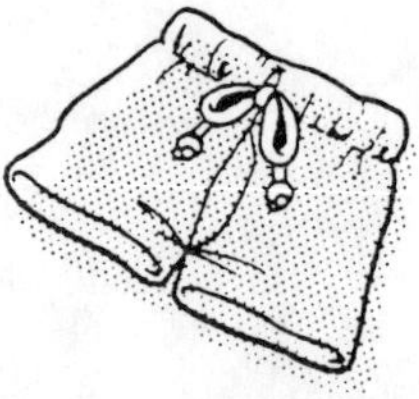

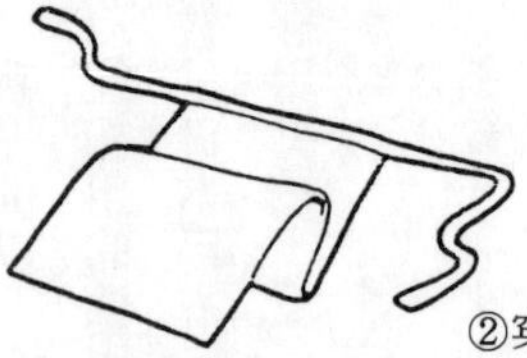

②穿丁字褲。

準備的東西：

斜紋布
細　繩

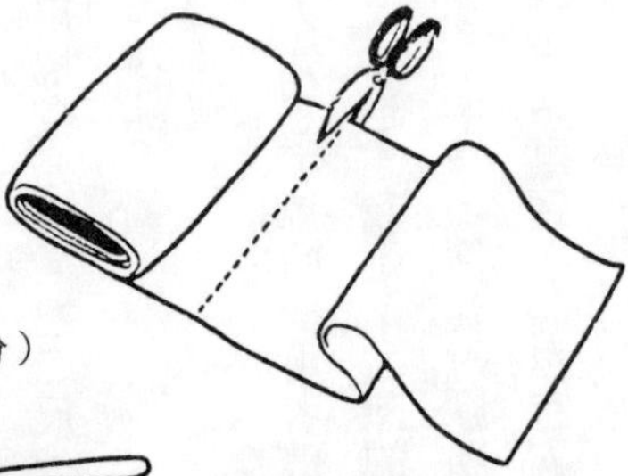

①斜紋布二尺（60公分）

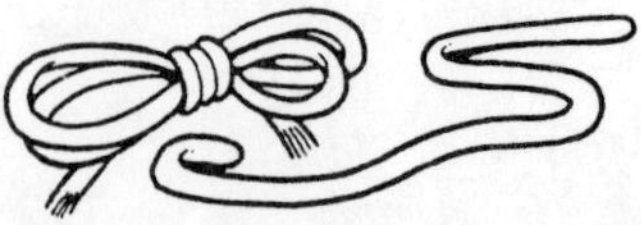

②自己的腰圍加上打結的長度（用斜紋布做亦可）。

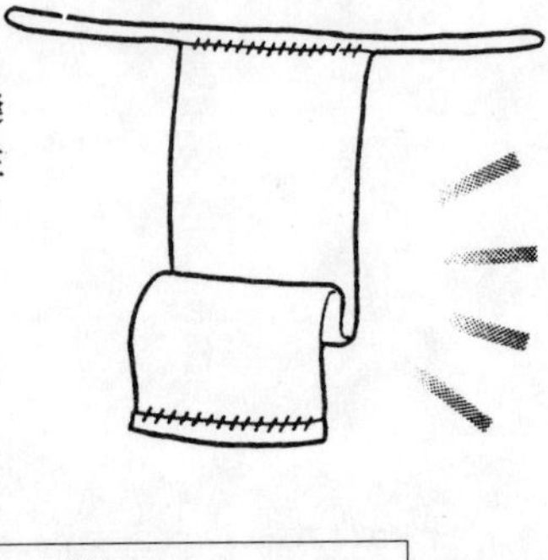

③將①的布和②繩子縫成丁字形，不要纏住，直直放下。

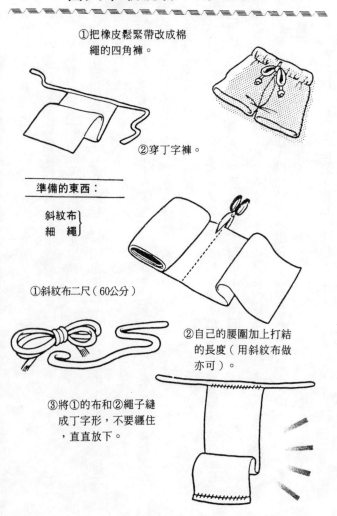

睡衣用棉繩較理想

有人非常喜歡繩子。

「縱然是在最親密的太太面前，要裸睡還是有些抗拒感。體格棒還無所謂，中年變形的身材，還是穿著睡衣比較放心。」

在演講會上，記得有一位中年男子這樣說過。的確，中年發福，雖然身體各部位都已熟稔，但還是會有某種程度的抗拒。

於是我建議以下三個方法。

一、不穿睡衣，穿日式睡袍。

二、只穿寬大的睡衣。

三、睡衣的鬆緊帶改成棉繩。

希望他從中選其一。

當然，裸睡是最好（但若不想脫，就改穿棉繩褲）。

理想睡衣穿著法

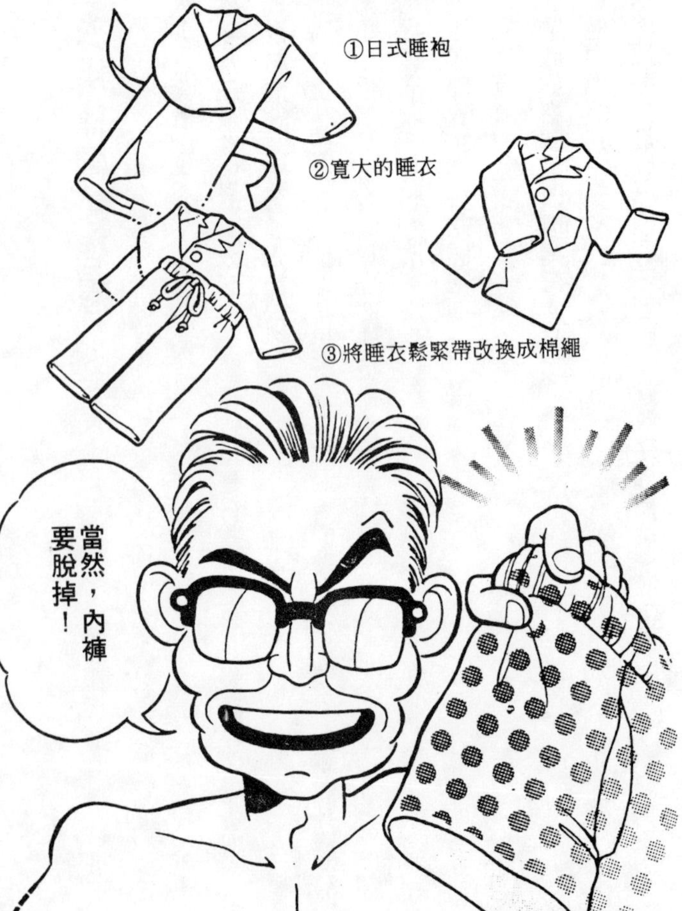
①日式睡袍
②寬大的睡衣
③將睡衣鬆緊帶改換成棉繩
當然，內褲要脫掉！

老實說，這是妥協下的產物。

從促進產熱作用、體溫調整的立場來看，不著一物當然最理想，但對於有抗拒感的人，第一個步驟是從身體排除掉橡皮鬆緊帶，這樣就不須背負多餘的壓力。從恢復疲勞、解除壓力面來看，是很有效的方法。

如此一來，你能馬上實行吧！

但我相信，不久之後你就會對睡衣感到厭煩了。

「大夫！你說得對！開始時對裸裎的身體，的確有排斥感，至少也要穿一件睡衣，但脫掉內褲後，竟然覺得舒暢無比，乾脆全部裸裎，現在已經都不穿了。剛開始太太說：『唉呀！不想看你毛茸茸的屁股』，但看見我現在精力百倍，已經噤口不語，人真現實啊！」

想想看！哪樣比較不乾淨

「脫掉內褲，實在不乾淨！」有人說。

「說不定男性的陽器沾著尿液，又露出屁股多麼不雅！」說這種話的人，實在大錯特錯。

排便雖然用紙擦拭，但還會有一些留在肛門也說不定，又陽器可能沾有尿液，的確有人這樣反應。

因此，如果介意的話，在睡覺前沖個澡或淋浴就行了。

如果這樣也嫌麻煩，市面上售有消毒紗布，在睡前局部擦拭乾淨即可。

但縱使不做這些清潔工作，裸睡我也不覺得不乾淨。

下半身所產生的細菌，大部分都討厭空氣，因此露出來反而能殺菌，進一步能抑制其增殖。

由下半身的細菌所引起的疾病，有婦人病、接觸性皮膚炎，腰部周圍、鬆緊帶附近，還有鼠蹊部等多會發病。

其次，頑癬、金錢癬、念球菌症等，只會發生在局部，不會擴大。

關於陰道炎，即使經過藥物治療，若內褲覆蓋住，就不易治療，若暴露在空氣中，就有治癒的希望。

膀胱炎、尿道炎、腎盂炎、腎炎等的尿道感染症，大部分是由於外菌侵入，而一旦引起感染，那個部位被覆蓋著，反而助長細菌的繁殖。

反之，若暴露在空氣中，就能提早治癒。

由這點可以知道，穿著內褲細菌容易繁殖，而產生疾病，但因脫掉內褲睡覺而發病的，幾乎不曾耳聞。如果真的生疾病，那一定是寢具不潔引起之故。

重要的是寢具和身體都要保持乾淨，因為不管脫或不脫，清潔本來就是最基本的要件。請將棉被晒乾，經常換洗床單。

行房後保持原狀入睡

這種健康法一開始覺得很難。

「突然裸體睡覺，也許會被誤解有什麼動機。」有人說。

太太或情人若了解這種健康法，就比較容易掌握，不會抗拒，但伴侶如果不明白這個方法，也許就不容易實施。

事實上我已聽過這樣的怨言。

「真討厭，我不擅於言辭，要說明也覺得很麻煩，但最重要的是實踐，裸裎上床後，太太說：『你想和我親熱，我很高興，但我今天沒有心情』，『每次都被誤解，實在受不了』真想停止實行算了。」

會有這樣的情形，大概是他說明不足。

如果覺得難以說出口，可以利用資訊來活用。

「老伴！今天我發現一本書，覺得很有趣……」

講話的動機，這樣就夠啦！「我聽收音機說……」

「我在雜誌上看到……」

然後說：「你覺得怎麼樣呢？」

「對健康有益」「消除壓力」「對精力減退有幫助」，這樣說的話，會反對的人應該很少了，「你也順便來做做看，如何？」

當然，這種健康法，不僅對男性有幫助，對女性也是絕佳的健康法，對孩子、年輕人皆有助益。

重要的是如何掌握動機，以及「正式的加以說明……」

夫妻行房後，只稍在身體上蓋住睡衣就好，不用再穿任何衣服了，享受兩人的裸裎時光「這樣，比較舒暢」（事實上是非常舒暢）。

翌晨「嗯！脫掉衣褲睡覺情況很不錯」，接著就可以實行裸睡了。

以下列舉一些因為「住宅問題」而無法實踐此健康法的原因。

「和孩子共處一室，實在不方便。」

如果孩子尚年幼，可以帶著孩子、全家一起來實行這種健康法，大家精神都好，對於孩子等於是一種自然的性教育，但有這種開放思想的人，畢竟不多。

既然如此，退一步改穿日式睡袍，和棉繩式睡衣如何呢？這樣的話，下半身也不必露出來。

「這樣做好是好，但夜裡想如廁怎麼辦？」有人問。

我說：「裸著身體去即可」，但是這樣的話，若家中有祖父母，有兒女就行不通，因為也有可能在走廊上遇到……。

遇到這種麻煩，在枕邊放一件睡袍，如廁時披上即可。

「階段式脫褲法」逐漸健康起來

將以往使用的方法，稍做整理。

本來我說乾脆赤裸裸的睡最好。

但這樣說，仍有許多人持有抗拒感。

於是我們採用階段式的方法來進行，以七十八頁簡單的插圖來表示。

①首先將內褲的鬆緊帶換成棉繩，把睡衣改成日式睡袍。

②習慣後，夜晚睡覺時，脫掉內衣褲，只穿睡衣或日式睡袍。

③到此階段，把白天的內褲也換成棉繩式四角褲。

④最後，不管晝夜，把內褲都脫掉。

如果辦不到，最少穿一件日式睡袍，或只穿睡衣上裝，或乾脆裸睡。

這是「裸睡健康法」的重點。

累積的疲勞和壓力消失了、精力也逐漸的增強。

陽器勃起強壯、早上會挺立，可以說是看得到，也體驗得到。

當然，與年齡無關。根據這種方法，有一位六十歲的男性，在早上挺立二次。另一位五十五歲的男性還會「夢遺」。

總而言之：「想做愛」的慾望又重新出現。

以前，四十多歲，一個月才有二次的夫妻性生活，因為實施了健康法後，慢慢的恢復。三個月之後，一個禮拜二次，盡情的享受魚水之歡。

「開始時，我只期望睡得甜就好，過了二、三週，早上會挺起，不久之後對性的慾求提高了起來，以往因為疲勞和壓力，每天都是『六點半』，早上軟趴趴，動也不動。心想『老了就會這樣』而死心，因為儘管疲勞，也不能放棄工作，太太雖然不滿，但一個月仍有一、二次（夫妻行房），因此我也慢慢的接受。對！對！自從重拾魚水之歡後，睡眠更香甜。以前怕做愛，怕做愛後的倦怠感、疲勞感，現在終於又能重新享受這種感覺。在此之前因怕麻煩、疲倦而儘量避免，但是現在性愛的充實感，反而替我解除了壓力。當然我太太沒有問題，也許是彼此裸裎相對的關係，我甚至認為太太比以前更有魅力呢！」

階段式脫褲法

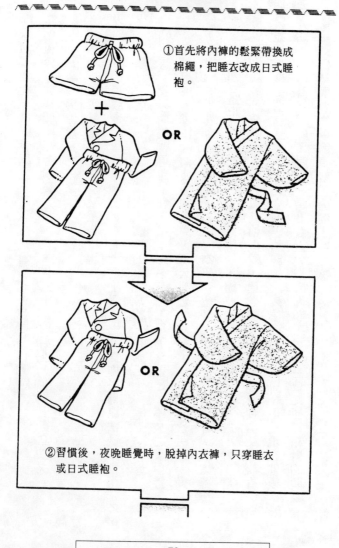

①首先將內褲的鬆緊帶換成棉繩，把睡衣改成日式睡袍。

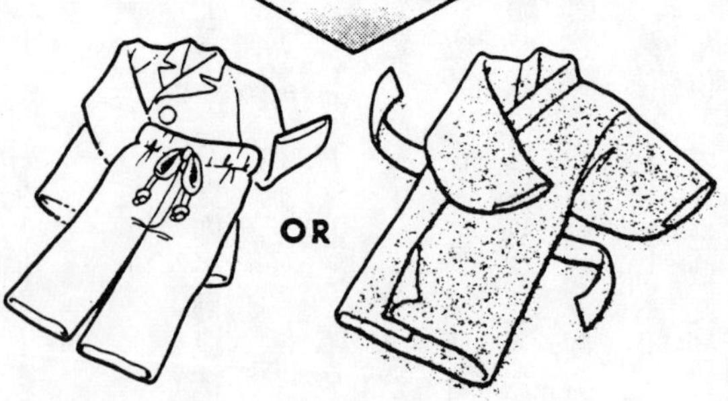

②習慣後，夜晚睡覺時，脫掉內衣褲，只穿睡衣或日式睡袍。

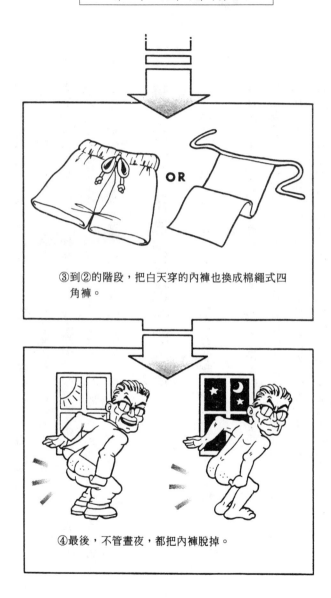

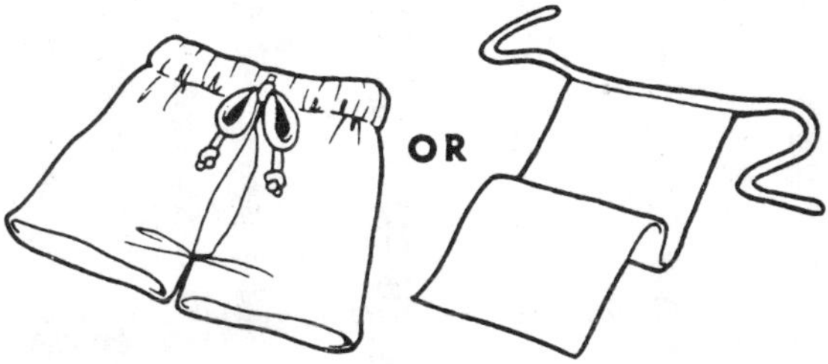

③到②的階段，把白天穿的內褲也換成棉繩式四角褲。

④最後，不管晝夜，都把內褲脫掉。

這裡有句令人感興趣的話「性愛的充實感，反而解除了壓力」他說。

如果他把做愛當做是一種義務的話，那麼那只是一種疲勞的運動。但並非如此，如果能享受自然湧上慾望，就會變成一種消除壓力的方法，也是一種自我解放法。過著充實的性愛生活，就能睡得香甜，這樣的充足感，想必你以前也曾體驗過吧！而這種健康法，就是要讓你恢復往昔的心情。

讓丁字褲、花色褲轉換你的心情

我一推薦丁字褲，馬上有人說：「那不適合我穿，太古典了。」又說，「不好看。」

同樣的，也有人討厭花色褲：「太華麗了，是年輕人的東西」。

一般說來，年紀越長的男性，有越喜歡樸素內褲（討厭華麗的內褲）的傾向。同樣的道理，有些年輕的女性也不喜歡四角褲，認為並不好看。

那麼丁字褲如何呢？宮澤理惠穿丁字褲的模樣、演藝界年輕男偶像的寫真集，也有穿丁字褲的，以此來推測，好像大家都不討厭。

既然如此，對換內褲會有抗拒感的，就是中年人了。

我覺得不必那麼介意。最重要的是想法的改變。

隨著年紀的增加，為了消除對性的倦怠，用內褲做轉換心情的工具也未嘗不可。事實上，我有個朋友就是如此。「我有相當的歲數了，反而決定穿較鮮艷的衣服，因此內褲我特別買漂亮、有氣派的樣式來穿，起初內人露出驚訝的表情，但後來也贊同，說看起來有精神」。

他說得一點也沒錯，年輕的裝扮，嘗試看看也不錯。

但是最近我發現花色褲也很漂亮，偶而會在百貨公司看到。

丁字褲也不一定要限定白色，只要材料是木棉的天然纖維，有通氣性、任何顏色都可以。

如果太太對植物染有興趣，也可以自己動手用植物的染料來染色。

最近，絹布的內衣褲，因對健康有益而廣為流行。絹布布料亦可裁成丁字褲。

內衣褲基本上是自己和伴侶最親密的伙伴，只要二人喜歡就好，不用去管世人眼光，也不須要太多顧慮。

與友結伴旅行時，方形褲最適合

一旦經驗了赤裸裸的好處，在旅行期間也不想放棄，但旅行、出差，必須與他人同宿時，就不方便了。

「不管他，我不在乎！」這樣想的人，可以使用日式睡袍，如果不願意，那麼準備出差用的內褲即可，當然最好是改良式的。

對了！提到出差，這種健康法，如果你沒有勇氣在太太面前實踐，那麼就應該把握出差這個大好時機。

將房間空調降低（當然，關掉最好）鑽進被單裡。

旅社的被單，對寒冷的肩部，恰到好處。

另外，在旅途中，喝酒機會多，喝酒後，入睡時請裸身而眠。

縱然宿醉，也有減輕的作用。如果你不相信，那麼何不來試試？

第三章

了解自己的壓力很重要

有一種「垂頭喪氣」症，你沒有問題嗎？

一種「慢性疲勞症候群」，這種感染性疾病，正無聲無息慢慢的在擴大。

這種疾病，正式的名稱叫做「Chronic Fatigue Syndrome＝CFS」，是僅次於世紀黑死病AIDS的疑難雜症，而它的動向，在醫學、社會都喚起極大的關切。

一九九二年二月，一項統計證實日本國內感染者有一百二十人。並且已預料可能已被感染者，約有數千人。

疾病的原因好像是「濾過性病毒」，但也只是推論而已。感染的形態與治療的方法，尚不確定。因此，日本在感染者增加、感染原因不明的現在要如何提防才好……。除了每個人都來關心這種疾病，並祈禱不要感染之外，真的是束手無策。

症狀是毫無理由，持續嚴重的疲勞，集中力喪失、失眠、或睡太多等症狀。你呢！有沒有問題呢？

慢性疲勞症候群診斷基準厚生省（試案）

（前提案件）一個月有數日無法參加社會生活與勞動，強烈的疲勞為主要症狀，並且持續六個月以上、反覆復發。以下的「症狀」有8個項目以上，和6個項目以上者，另外「身體狀況」中有二項以上者。

【症狀】

1.發燒、惡寒。

2.喉嚨痛。

3.頸下淋巴腺腫大。

4.原因不明的肌肉無力。

5.肌肉痛、不舒服。

6.輕微運動後，持續24小時以上的全身倦怠。

7.移動性關節痛。

8.移動性關節痛。

9.精神神經症狀（其中一個以上）、刺眼，視線一部分暗淡、健忘、興奮、昏迷、思考力、集中力降低等狀態。

10.失眠、或睡眠過多。

【身體狀況】

1.微微發燒。

2.咽頭炎。

3.頸邊淋巴下腫大。

※這些狀態，一個月以上的間隔，有二次以上者。

每日新聞　H4.2.20朝刊

因為是感染性，所以發病不分男女老幼。如果你有過半以上類似的症狀，就要多加小心了。

如果「好像不一樣」那你就大可放心，那一定是我所謂的「垂頭喪氣」症了。

由於壓力與疲勞，經常有倦怠感，對性愛興趣缺缺，這種情形，我簡稱為「垂頭喪氣」症。

我並非明確的分類，只是大略的推測。

每個人有合乎他的年齡的體力、精力與恢復力。但因壓力與疲勞，體力與恢復都變成比自己的年齡更低，這樣看來好像有點垂頭喪氣，所以我就以它命名啦！

如果你是四十歲，而夫妻幾乎已不行房，那麼你肯定已患了「垂頭喪氣」症。

那麼？想想看，你為何會那麼垂頭喪氣？

我想最大的原因是「壓力」。

現在的社會，是所謂的壓力社會。工作是壓力、旅遊是壓力、在家也是壓力。壓力！壓力！真是個壓力時代。壓力不僅侵害人的精神，也侵蝕人的身體和生活。

但在現代社會中，卻沒有任何可解除壓力的方法。

運動、趣味遊戲、旅行、家庭團圓、我們有種種可以消除壓力的方法，但不知何故，卻無法隨心所欲的解除壓力。

因為大家都太忙，並沒有用很多時間，來解除自己的壓力吧！

總是忙忙碌碌，雖有短暫休息時間，但沒有長期的「休養」機會。這是社會上不擅轉換心情，又熱愛工作的國民性之故，而縱然有時間遊玩，也總是吵吵鬧鬧，根本沒有解除壓力之效。

當中有人想：「必須解除壓力，必須解除壓力」，卻又不幸陷入新的壓力當中，這樣的個案不勝枚舉。

不能巧妙的解除壓力，失眠、內褲的橡皮鬆緊帶，又會加上多餘的壓力。

平常的睡眠可以解決壓力，但每天的疲勞和壓力，如果失眠的話，非但不能恢復疲勞，甚而壓力再加一層。

最可怕的是沒有警覺心，累積了疲勞與壓力，使身心失調的人實在太多了。

認識疲勞的原因很重要

是什麼成為你的壓力呢?工作、家庭、人際關係,讀書等有種種的原因,但真正讓人疲勞的主因是什麼呢?

你有沒有認真思考過?「為什麼會累積這麼多的壓力?」「它是屬於何種種類?」「如何才能恢復呢?」你曾經檢討過嗎?

也許你認為「只是工作太勞累了」,但說不定是「男性更年期」哦!

我這樣說,一定有人露出訝異的表情。

「女性才有更年期,男人怎麼可能有!」你是不是也這樣認為呢?

男人當然也有更年期,關於這點,在下一章會做詳細的說明,但現在男性更年期已成為問題。

有人投訴身體狀況欠佳,檢查的結果是賀爾蒙失調所造成,這就是所謂的「男性更年期」,男性也有賀爾蒙失調的時期。

因此你有懷疑的必要。

關於壓力，有容易累積性質的人，有不易累積性質的人，你自認是那一種？說：「我沒有問題」的人，意外的很脆弱。別人評斷「嘿！那個傢伙很危險」，連自己也相信者，反而比想像中還堅強。我認為切勿輕易斷言。檢查自己是否不怕壓力，首先必須冷靜的分析。

另一方面，了解壓力究竟是怎麼一回事，然後再加以確認比較好。在日常生活中感到什麼壓力。什麼人會累積壓力……。

壓力有其本身的功能，完全沒有壓力也不行。但壓力不可以累積，累積過多會造成很大的負荷，使健康亮起紅燈，成為種種疾病之源，有時甚至會造成無可彌補的事態。

你真的沒有問題嗎？現在你處於何種壓力狀態呢？

先了解這點如何？

檢查你的壓力程度

這裡有幾個測驗，你願意來接受挑戰嗎？「你是何種類型的人？感到何種壓力？」必須來確認一下，這種簡單的測驗，無論如何你一定要做做看。

首先準備紙和筆，總共五個測驗題，答案的計分方式後面再一併說明。

首先請遵照測驗的說明，再選擇你的答案。

〔測驗①〕——自我主張度

◎測驗的目的

這個測驗是要了解你「自我主張」的程度。自我主張強度和壓力有很大的關係。自我主張分配到不願意做的工作，越不敢說「不！」的人，越容易累積壓力。自我主張度弱的人，一般說來，比較不會表達其喜怒哀樂。

為了不累積壓力，擅於自我主張的人，可以依靠感情的表露來紓解壓力，使自己表現的更突出。

◎測驗的方法

看了測驗題，認為是者就塡「是」，否則塡「不是」。

「答案模稜兩可」或「有時立場不同」者答「不知道」用圓圈圈起來。

儘量不要答「不知道」，希望以明確的「是」或「不是」來作答，才能看出明確的傾向。

16．很難與初見面的人應對。	是	不是	不知道
17．你會公然表現你的戀情嗎？	是	不是	不知道
18．餐廳菜色不佳，你會反應嗎？	是	不是	不知道
19．你會注意，不傷害他人的感情嗎？	是	不是	不知道
20．講師錯誤的談話，你會提出疑慮嗎？	是	不是	不知道
21．對年長的人，你敍述出對立的想法嗎？	是	不是	不知道
22．時常提醒自己不要鬧事？	是	不是	不知道
23．對友人無理的要求，你會斷然拒絕嗎？	是	不是	不知道
24．購物後發現找錢有誤時，你會回去理論嗎？	是	不是	不知道
25．欲進入正當場所卻遭警察阻止，你會抗議嗎？	是	不是	不知道
26．平日尊敬的人，做了令人不愉悅的事，你會壓抑不滿的感情嗎？	是	不是	不知道
27．你的憤怒，對同性比異性更容易表現嗎？	是	不是	不知道
28．對向他人恭維、安撫之事是否感到棘手。	是	不是	不知道
29．不論何事都有可傾吐的親友或對象。	是	不是	不知道
30．受到不公平的待遇，能否堂而皇之的抗議。	是	不是	不知道

●測驗 1

1．排隊時受推擠，你能說「不要推我」嗎？	是	不是	不知道
2．責備下屬覺得很困難嗎？	是	不是	不知道
3．在餐廳裡服務差，你會避免抗議嗎？	是	不是	不知道
4．你有過度的辯解傾向嗎？	是	不是	不知道
5．發現 2～3 天前買的衣服是不良品，對要到商店去換你會裹足不前嗎？	是	不是	不知道
6．對於友人不當的批評，你會當場翻臉嗎？	是	不是	不知道
7．對喜歡自誇的人，你會疏遠嗎？	是	不是	不知道
8．集會遲到時，你會選擇坐到醒目的位置上或站到後面去。	是	不是	不知道
9．對於愛四處招搖的人，你反對嗎？	是	不是	不知道
10．如果有人把車停在你的停車位子，你會置之不理嗎？	是	不是	不知道
11．推銷員推銷你不喜歡的物品，你會不好意思拒絕嗎？	是	不是	不知道
12．對感情有抗拒感嗎？	是	不是	不知道
13．友人不當的批評，若欲與之評理，你會遲疑不決嗎？	是	不是	不知道
14．為正當理由向他人募款，你會感到困難嗎？	是	不是	不知道
15．雖然心中有話要說，但卻仍保持緘默？	是	不是	不知道

〔測驗②〕——耐壓力度

◎測驗的目的

壓力耐性度的強弱，因人而異。一般說來，壓力耐性弱的人，雖無爆發力，但可長時間做一件工作。

反之，壓力耐性強的，有耐力、較鈍感，因此能在工作表現上突飛猛晉。但是此類型的人，若承受的壓力超過某高峰，即立刻減速，因此切勿累積過多的壓力。了解自己的特質，將壓力耐性做個基準，調整接受力，這是很重要的。

◎測驗的方法

閱讀各種問題，把合乎答案的記入點數。

「和答案一樣」1分　「普通」2分

「這種情形很少」3分　「絕對沒有這種情形」4分

●測驗 2

No.	問　　　　題	檢查
1	一日有一次溫暖又平衡的飲食。	
2	一週內 4 天睡眠 7～8 小時。	
3	經常有可以付出與接受愛情的對象。	
4	可依賴的親友，在80公里以內最少有 1 人。	
5	一週至少運動二次。	
6	一天抽香煙半包。	
7	一週有 5 天喝酒。	
8	維持適量的體重。	
9	有合乎支出的收入。	
10	靠信仰來增加信心。	
11	定期的參加社會活動。	
12	有知心朋友之交際網。	
13	個人的問題有可傾吐的知己。	
14	健康良好（眼睛、耳朵、包括牙齒）。	
15	心中有焦慮，能不保留的說出。	
16	家事、經濟、日常生活、家庭的問題等家族經常協商、討論。	
17	一週最少有一天至野外郊遊。	
18	能有效的分配自己的時間。	
19	咖啡、（茶、可樂），一天 3 杯以內。	
20	一天當中有「獨處」的時間。	

〔測驗③〕——生活活動壓力度

◎測驗的目的

日常生活中，種種的事情，有時候會形成壓力，每天加諸在身上，究竟有多少程度的壓力呢？將它指數化、計數化來掌握，就是這種測驗。累積過多的壓力就會溢出，會引起身心的恐慌，因此，不管其承受壓力的能力有多麼強，包容力也是有限的。

◎測驗的方法

試看圖表，將過去一年間所發生的事，挑選出來（幾個也可以），再把分數填上。

●測驗 3

順位	事　　件	壓力值	順位	事　　件	壓力值
1	配偶死亡	100	23	子女離家獨立	29
2	服役期間	73	24	與親戚有糾紛	29
3	離婚	65	25	個人顯著的成就	28
4	親人離世	63	26	妻子退休	26
5	本人受傷	63	27	本人入學或畢業	26
6	結婚	53	28	生活條件變化	25
7	夫妻分居	50	29	個人習慣的變更	24
8	失業	47	30	與上司有糾紛	23
9	家族疾病	45	31	勤務時間與勞動條件的變化	20
10	性的障礙	45	32	搬家	20
11	離職	44	33	轉學	20
12	工作變動（合併、倒閉）	40	34	休閒活動有變化	19
13	懷孕	39	35	宗教活動有變化	19
14	家族成員增加	39	36	社會活動有變化	18
15	對夫（妻）忍讓	39	37	有美金一萬元以下的貸款	17
16	經濟狀態變化	38	38	睡眠習慣的變化	16
17	親友去世	37	39	家族成員變化	15
18	換工作（或職位調升）	36	40	飲食習慣的變化	15
19	與配偶口角次數變化	35	41	休假	13
20	有美金一萬元以上的貸款	31	42	聖誕節	12
21	喪失抵押權	30	43	小小的違法行為	11
22	工作責任變化	29			

life erent

回顧最近一年所發生的事情，尤其單身赴任者要注意。服務於電腦公司者，容易累積壓力。三班制工作者、工作時間不固定者等皆屬易累積壓力群，本身充滿了壓力，對於今後一年裡的身體狀況影響很大，必須提高警覺。與測驗中狀況相同者、得分高的人，對於自己的狀況更須慎重與注意。

〔測驗④〕——疲勞度

◎測驗的目的

壓力的影響會出現在全身。有人肩膀酸痛、有人眼睛疲勞、也有人是以複合性的狀況出現。

那麼，你的壓力出現在那裡呢?仔細的檢查，結果會令人大吃一驚。問題A是檢查身體症狀。問題B是檢查精神症狀，問題C則是檢查神經感覺的症狀。

◎測驗的方法

閱讀各問題後，檢查合乎自己自覺之症狀。

●測驗 4

A	B	C
1.頭痛……………………○	1.頭腦模糊……………○ 頭昏腦脹……………○	1.眼睛疲勞…………○ 時隱時現…………○ 眼睛朦朧…………○
2.頭痛……………………○	2.思考不集中…………○ 不喜歡思考…………○	2.眼睛苦澀…………○ 眼睛乾……………○
3.全身疲勞…………○	3.喜歡孤獨……………○ 不喜歡說話…………○	3.動作笨拙…………○ 動作錯誤…………○
4.身體某處疲勞……○ 身體某處疼痛……○ 身體肌肉痙攣……○	4.焦慮……………………○	4.站立不穩…………○ 身體搖晃…………○
5.肩膀酸痛…………○	5.失眠……………………○	5.味覺改變…………○
6.呼吸困難…………○ 胸悶……………………○	6.心情散漫……………○	6.目眩……………………○
7.足痛……………………○	7.對事物不熱衷………○	7.眼皮與其他肌肉會跳○
8.口水流不出………○ 口粘……………………○ 口乾……………………○	8.一點小事也想不起來○ 健忘……………………○	8.重聽……………………○ 耳鳴……………………○
9.打哈欠……………○	9.做事無信心…………○ 做事多錯誤…………○	9.手發抖……………○
10.冒冷汗……………○	10.介意事物……………○ 擔心事物……………○	10.不能穩定不動……○
合計	合計	合計

〔測驗①結果分析〕

首先對自己選出的答案，看次頁之合計表，計算分數。

你的分數是屬於那裡呢？

合計分數為15、23、33、41的人，是屬中庸者。

性格測驗計分方法

●**測驗①**〔自我主張度測驗〕，計分方式使用下列表格，回答「是」、「不是」、「不知道」各得的分數先計算出合計分數。

	是	不是	不知道		是	不是	不知道
1	2	0	1	16	0	2	1
2	0	2	1	17	2	0	1
3	0	2	1	18	2	0	1
4	2	0	1	19	0	2	1
5	0	2	1	20	2	0	1
6	2	0	1	21	2	0	1
13	0	2	1	28	0	2	1
14	0	2	1	29	2	0	1
15	0	2	1	30	2	0	1

合計的分數，依靠以下各階段，判別自我主張之強弱度。

0～14　非常弱。
16～22　稍弱。
24～32　普通。
34～40　稍強。
42～60　非常強。

※在以上分類中，得分15.23.33.41的人，未在標出之分數中，是屬中庸者。

〔測驗②的結果分析〕

先將全部分數合計，減掉20分，所得的分數就是其「壓力耐性度」。

〔測驗③的結果分析〕

依照壓力値合計分數，過去一年間的壓力，以以下的或然率，測知可能對你造成某種程度的影響。

你的危險度多少呢？

●**測驗②**〔壓力耐性度〕是看壓力之強弱，將合計分數減掉20所得的分數，依以下的壓力耐性來分析。

30分以下	日常的壓力均可忍受。
30～49分	稍微承受不了壓力。
50～75分	相當承受不了壓力。
76分以上	非常容易遭壓力擊敗。

●**測驗③**〔壓力評價值〕這是看壓力值合計分數，對於過去一年的壓力，對翌年健康的影響和或然率。

〔翌年健康障礙或然率〕	
150分以下	30%以上
150～300分	53%以上
300分以上	80%以上

〔測驗④的結果分析〕

每個檢查，符合者各得一分，同一框內若有複數檢查時，不管有幾個都要計分。

然後依照問題A、問題B、問題C計算出來。

將A的合計分數乘於二倍。

然後B和C的分數互加。

2乘於A是縱軸、B+C是橫軸。

你的疲勞度在那裡呢？有沒有問題呢？

測驗④　疲勞診斷表

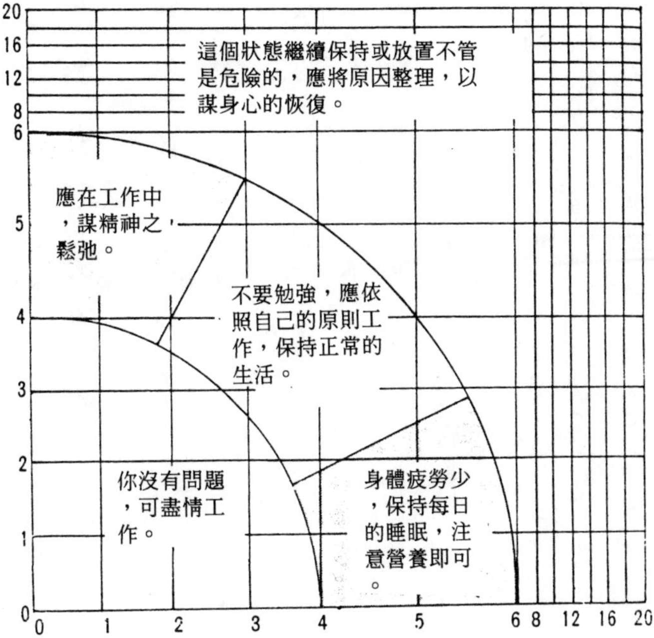
這個狀態繼續保持或放置不管是危險的，應將原因整理，以謀身心的恢復。
應在工作中，謀精神之鬆弛。
不要勉強，應依照自己的原則工作，保持正常的生活。
你沒有問題，可盡情工作。
身體疲勞少，保持每日的睡眠，注意營養即可。
20
16
12
8
6
5
4
3
2
1
0
0
1
2
3
4
5
6
8
12
16
20

讓人發瘋的疲勞與壓力

請問你的壓力度，檢查結果如何？

意外的是，可能得到輕微的結果。但是，比自己想像還嚴重的可能也不在少數。

當然，也不能很武斷的判定你的狀況，這只是等於「問診」的階段。如：「現在你感到如何？」這種傾向而已。

雖然如此，我看你也定能掌握自己的傾向。

考慮壓力度時，其實最重要的一點。是了解到「人在忍耐壓力時是有限度的」。不可因有較強的忍耐度，而繼續再給予壓力。

也勿認為壓力小，而無視它的存在。因為這些壓力累積下來，若再來一個稍大的壓力，隨時都可能爆發，實際上也有這樣的記錄。

壓力會在種種場合出現，而演變成身心症。賀爾蒙失衡成為憂鬱症，它是成人病之起源。也是無數身心病之遠因與近因。

甚至也可能是癌症與愛滋病的發病要因。

壓力也是男性和女性不孕的主因。正如前述，所指摘出來的種種，你是否已重新認識了壓力的可怕。

這種壓力最可怕之處，是由於累積的壓力所產生的疾病，而破壞了家庭與人格。如果只是單純的疾病，而入院治療，能夠恢復，這只是個人問題而已。然而不生病，也沒有明顯的症狀，但存在的壓力卻使夫妻關係、親子關係惡化，並失去了工作和學業。

在此介紹幾個象徵性的例子。

丈夫因工作的壓力，變成性無能，而妻子正值年輕，正是享受性愛的時候，但丈夫因性無能而造成嚴重的自卑，丈夫處於下風的角色，於是鎮日惡言相向，妻子無法忍受丈夫的冷嘲熱諷，夫妻日漸交惡。又妻子欲求不滿，不甘寂寞，終於紅杏出牆，結果夫妻走上離異之途，孩子成為無辜的犧牲者。

像這樣的個案，在社會上不在少數。

若在事情惡化之前，能夠巧妙對付壓力的話，就能輕易解決，悲劇也不會上演了。

「壓力累積後引起的惡性循環」是非常可怕的。壓力是為原因時，人際關係即格格不入，再加上壓力，人際關係就會比以前更惡化……這就是惡性循環。

另外值得注意的是「壓力是會感染的」。

你若是疲勞、焦慮的話，不知何故周遭的人也會焦慮。當然家裡的人首當其衝，直接受到影響。妻子若焦慮，孩子會受影響。或許你想，有我一個人焦慮就好了，不必大家來分擔。但是就是無法避免，緣於大家同住一個屋簷下，也因為他們都愛你。

擔心、不安是最大的壓力。

還有感覺不受關愛、孤獨感，也是一種極大的壓力。做過前面測驗③，大家都應知道「家族疾病」「性的障礙」「對夫（妻）逆來順受」「孩子離家」等，都會成為大家的壓力，我之所以列舉這些測驗，就是希望大家了解這種情形。

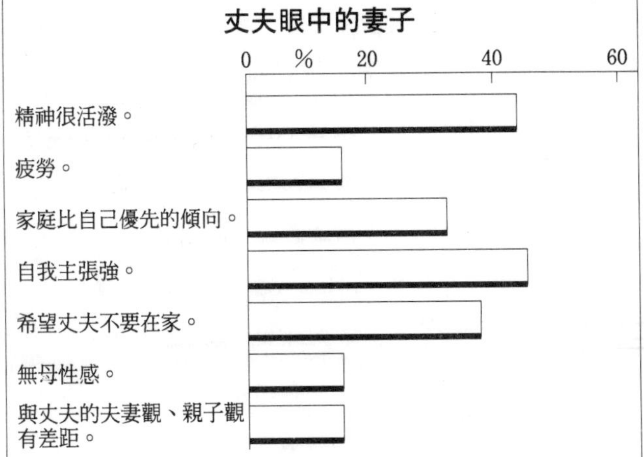
丈夫眼中的妻子
0
%
20
40
60
精神很活潑。
疲勞。
家庭比自己優先的傾向。
自我主張強。
希望丈夫不要在家。
無母性感。
與丈夫的夫妻觀、親子觀有差距。

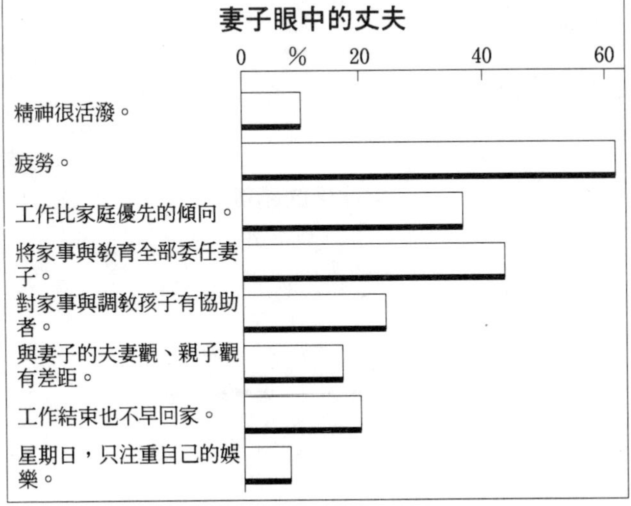
妻子眼中的丈夫
0
%
20
40
60
精神很活潑。
疲勞。
工作比家庭優先的傾向。
將家事與教育全部委任妻子。
對家事與調教孩子有協助者。
與妻子的夫妻觀、親子觀有差距。
工作結束也不早回家。
星期日，只注重自己的娛樂。

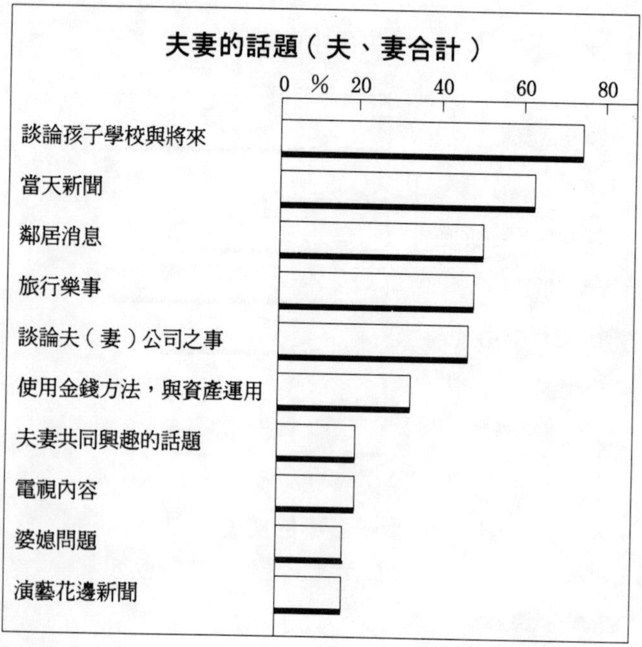
夫妻的話題（夫、妻合計）
0 % 20 40 60 80
談論孩子學校與將來
當天新聞
鄰居消息
旅行樂事
談論夫（妻）公司之事
使用金錢方法，與資產運用
夫妻共同興趣的話題
電視內容
婆媳問題
演藝花邊新聞

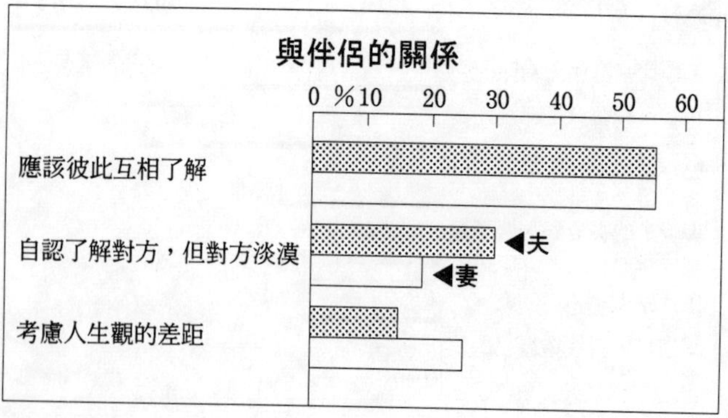
與伴侶的關係
0 %10 20 30 40 50 60
應該彼此互相了解
自認了解對方，但對方淡漠
◀夫
◀妻
考慮人生觀的差距

出現在你的性愛生活的壓力與疲勞

我身為一個婦產科醫生，透過工作，非常了解男女之性生活。而男性的疲勞與壓力，會反應在其性生活上。

你的經驗如何呢？

也許你不願意坦直的同意。但結果還是默許了吧！因為性愛是人類表現其身心健康狀態的標準。腦中操心的事太多，怎麼能夠享受性愛呢？筋疲力盡的你，怎麼會有心思做愛？能夠做愛，與想要做愛，在身心狀態，必須有某程度的餘裕，才能夠辦得到。而奪走這份餘裕的，就是壓力與疲勞。

當然，除了因肉體上自然的慾求，而想做愛之外，也有人是為了逃避疲勞與壓力而想做愛，但有能力做愛者，他的壓力還算輕微。

有這種經驗的人應該清楚，有時候性的慾念會突然喪失，而有時候無以為繼。還有途中勃起不全，無法射精……。

這是能否達到高潮的證據。各種疲勞與壓力不停的累積，而達到某種程度時，就會呈現這樣的徵候。

然後接受「下次可能也會失敗」的自卑與不安，又被新壓力害苦的人。

陷入這種惡性循環的人不在少數。

他實在沒有罪過，值得同情。

1989年代中年人的「性能力」——性的煩惱

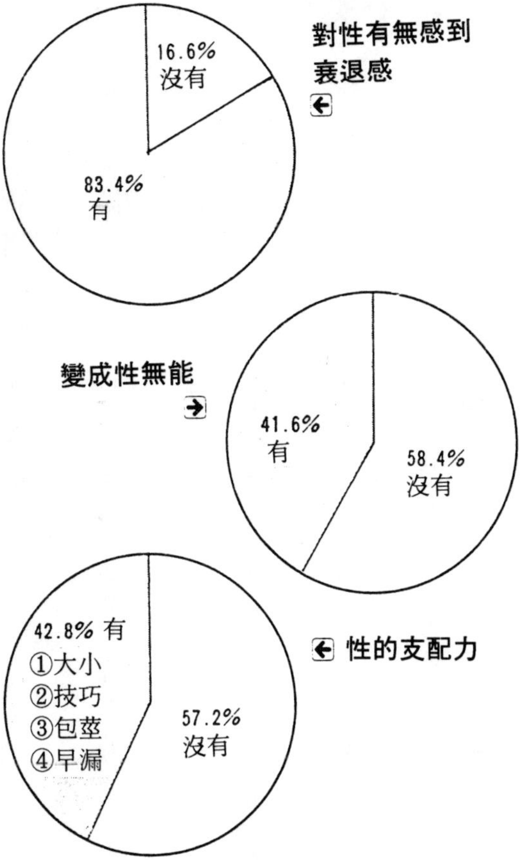

三十歲到五十歲理想的性生活

三十歲到五十歲，是最忙碌的時期，也是壓力累積的時期。孩子的問題、夫妻的問題、工作的問題、老後的問題等，必須考慮的問題層出不窮。

所以，雖然我們不喜歡壓力，但也不能避免。

但也只有巧妙的來對付了。可是，不知何故，這個時代的人，都不太擅長紓解壓力。

也由於過分的自信，不知不覺過分勉強，而陷入陷阱之中，這種人比比皆是。以夫妻生活面來說。

這個時代的夫妻，若沒有巧妙的渡過這個時期，會為以後的夫妻生活留下很大的障礙（丈夫退休時，妻子同時提出離異的要求，這是典型的象徵）。這種遺憾的事，不知是否他以自己的忙碌做為藉口，或是不願去了解對方的傾向。

這種人終究是要後悔的，不論多麼忙碌，現在的夫妻關係應儘量確立。互相表露真情，才是為將來未雨綢繆，最重要的事。

如果你現在四十歲，你的太太小你二、三歲，以她這種年齡，再過數年就會進入更年期時代（女性更年期在四十七歲左右）。

這是醫學常識，如果想在成為銀髮族時，仍是恩愛無比，在中年時期的夫妻生活，應該非常活潑。

如此一來，夫妻彼此賀爾蒙分泌旺盛，到了更年期就能輕易度過，太太亦然。

更年期能輕易度過，意味著能防止種種的疾病。

更年期與身心的健康有很大的關連，是一個很大的壓力。如果能減輕的話，你就不必背負多餘的壓力。

舉一個簡單的例子。

假定現在太太正值更年期，而你卻以忙碌為藉口，而沒有夫妻性生活，太太因沒有性愛刺激，促進賀爾蒙分泌，就會造成賀爾蒙失調，而遭遇種種更年期的障礙。同時，太太的生殖器也會急速萎縮、機能降低。

或許數年後你申請退休，工作的壓力獲得解放後，想重拾性愛之樂，但太太那時的生殖機能已退化和萎縮，再也無法也不願和你行房了。

我這樣說，你或許會有不悅的表情，認為根本是誑言。

如果你這樣想，那你就不太懂男女性事了，不論男女，性機能若不常使用，就會慢慢退化。

若有機會你可以請問太太。

幾個月沒有行房，你會介意嗎？

從某時期開始就會不在意了。

那是因為人的身體非常不可思議，長久沒有性愛後，大腦會武斷的下判斷（那個機能是廢棄的東西），而漸使機能降低、器官萎縮。

因為有此原因，所以，儘管丈夫好幾個月沒有求歡，太太可能會懷疑「是不是有外遇」，但還是能夠心平氣和。

如果太太露出懷疑的表情，與其說是對性愛的不滿，毋寧說是對你的冷淡產生懷疑，並非只是想做愛。

我在此反覆叮嚀，女性其實是第一受害者。

關懷與溫暖，不是只有性愛生活即可，其實就是指肌膚之親。

具有這種愛情，與性愛有同樣的效果，可以使女性的心理與生理得到安慰。

緊抱著她，和她打情罵俏，身體接觸，說「我愛你」等等這些小小的動作，細微的關愛，她們不僅能深切的感受到，賀爾蒙分泌也會旺盛起來。

但也不是漫不經心的做愛，因為結果並不重要，重點在於過程。

我建議你們裸睡，也是有此意圖。

前面提到脫掉內褲睡覺，會使陰道的皮膚健康，一夜幾度春風也沒有問題，由這個主婦所說的話，謎底也解開了（請參照39頁），夫妻裸裎同眠，一種情趣效果單純的隱藏著。

因此，到了某程度的年齡、性愛次數逐漸減少時，愛情與性愛的表現（裸睡也是方法），希望你們都能加以活用。

當然，這樣的愛情是很容易做到的，希望你們積極的去做，因為，這時期的性愛並非只為目前，而是為了將來。

要做長久的恩愛夫妻，從現在就開始儲蓄愛情吧！

現代中年人對性愛的不安

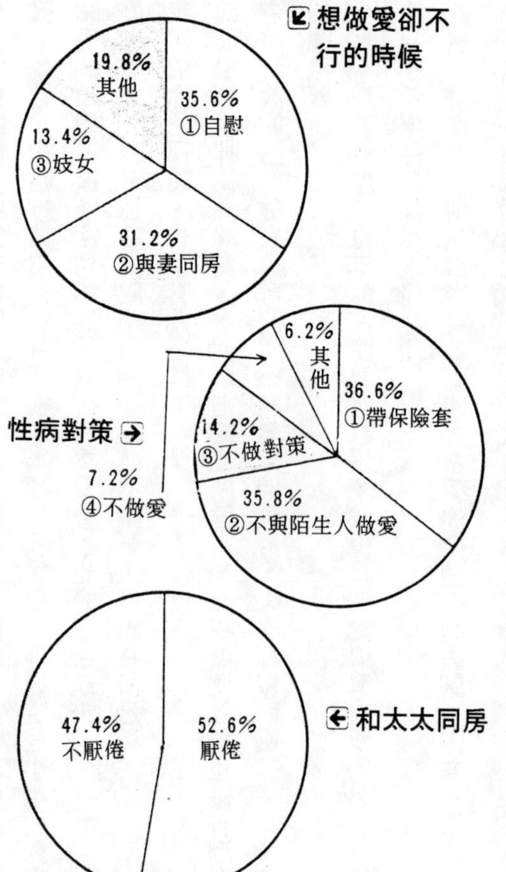

現代週刊92.5.2.
現代中年人「性愛報告」
「500人的實態調查」

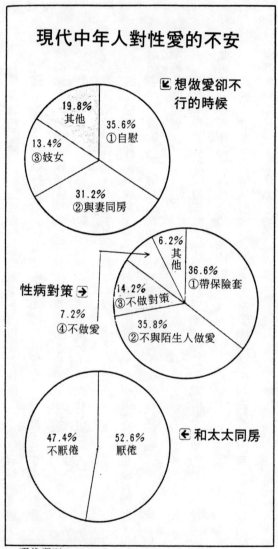

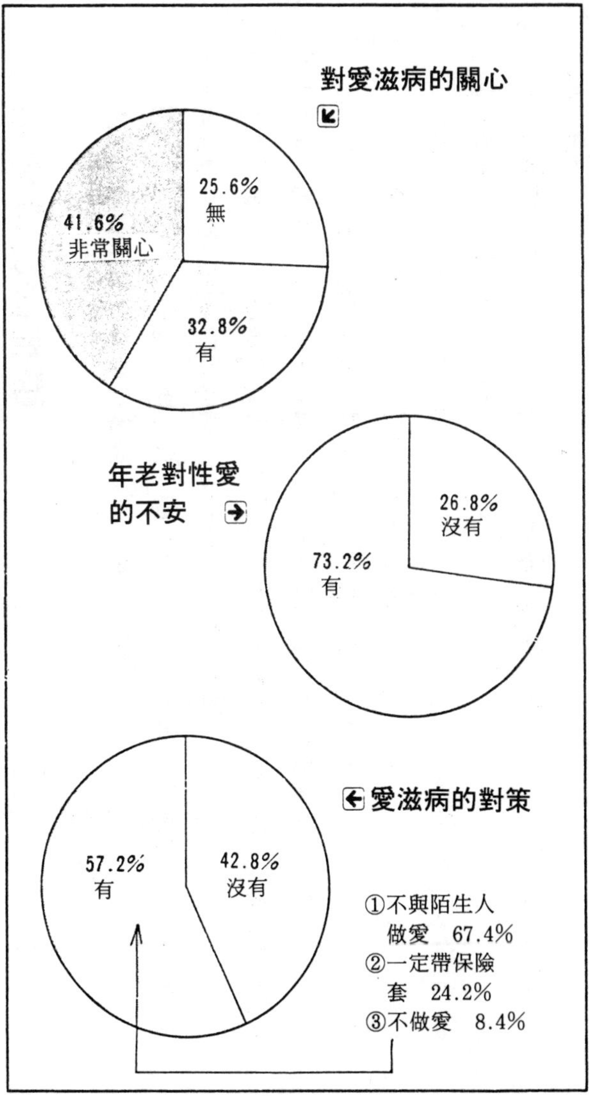
對愛滋病的關心
25.6%
無
41.6%
非常關心
32.8%
有
年老對性愛
的不安
26.8%
沒有
73.2%
有
愛滋病的對策
57.2%
有
42.8%
沒有
①不與陌生人
做愛　67.4%
②一定帶保險
套　24.2%
③不做愛　8.4%

擺脫性的自卑感

性愛是夫妻間不可或缺的溝通方式，前面已經敍述過。然而三十歲、四十歲、五十歲，隨著年齡的增長，精力也逐漸衰退，甚至有時候還會遭遇障礙，造成心裡恐慌，這是年紀增長的特徵。

一個中年男子，若是精力強，對性愛是非常喜歡的，但四十歲以後體力漸衰，若有一天行房時中途「棄甲投降」，一定會對自己的能力產生懷疑，而喪失了信心。

他們來醫院求助時，完全喪失自信。已經在無能的邊緣。原因是疲勞與壓力。而問題是如何使他恢復信心。

男性對自己的信心受挫，非常的在乎，也非常麻煩，平常越是自信滿滿的人，一旦信心動搖，自卑感就越深，而不易恢復。

同為男性，在中年時期的不順利，這種經驗誰都難免，「不去介意它」就好，但要做到談何容易。

「射精不能順利」「不能隨心所欲的勃起」「射精強烈」「沒有性慾」「早洩」等等，這樣的事，只要發生過一次，又因為過於關心，而陷入痛苦的深淵，這種事常常有，但……。

到我醫院來的男性，大多「已經在無能邊緣」，卻又過分的介意，而陷入萬劫不復的深淵。有一次的不安，而這次的不安又會帶來第二次的失敗，因此逐漸自卑，而開始逃避性愛。

專家豐島以下面的方式來指導。

「請勿勉強，暫時以自慰來享樂，與太太裸裎同眠，互相擁抱，有心情也勿急著讓太太高興，自己先享樂。不要勉強射精，不想繼續的話，中途停下來也無妨。」

接受這樣的指導後，有一天患者打電話來說：「我無法忍受，中途放棄可以嗎？大夫！」

豐島目的即在此，「沒關係，很好，以這樣的方式繼續下去」。

因為無法射精而產生自卑，造成中途棄甲而逃的狀況，因此「不射精」也無所謂，將心情放鬆，壓力就會消失，壓力消失自然能夠射精。

年齡大、早洩、陰莖短小的人也能享受性愛

短小、包莖、早洩等，自古以來是男性最大的隱憂與自卑。

除非情況特殊，其實對性生活並無多大的妨礙，因此不必太去介意。對了！所謂的早洩，年齡越大反而越有利，這是題外話。

女性在停經時，陰道的分泌物少、體力也會降低。

長時間的行房，會引起性交痛、對心臟、血壓也會造成負擔。

反之，早洩的人，行房時間短，就不會引起性交痛了。

基於同樣的道理，據歐洲的中年女性說，比一般人早洩或假性包莖的中年男性，反而受歡迎，對於這種傳聞，我頗有同感。

事實上，日本的中年女性也覺得，「只要有充分的肌膚接觸，插入的時間短也無所謂」，尤其對健康也有好處。

關於陰莖的大小亦同，人到了中年都會稍顯短小，而介意的人也不少。其實，

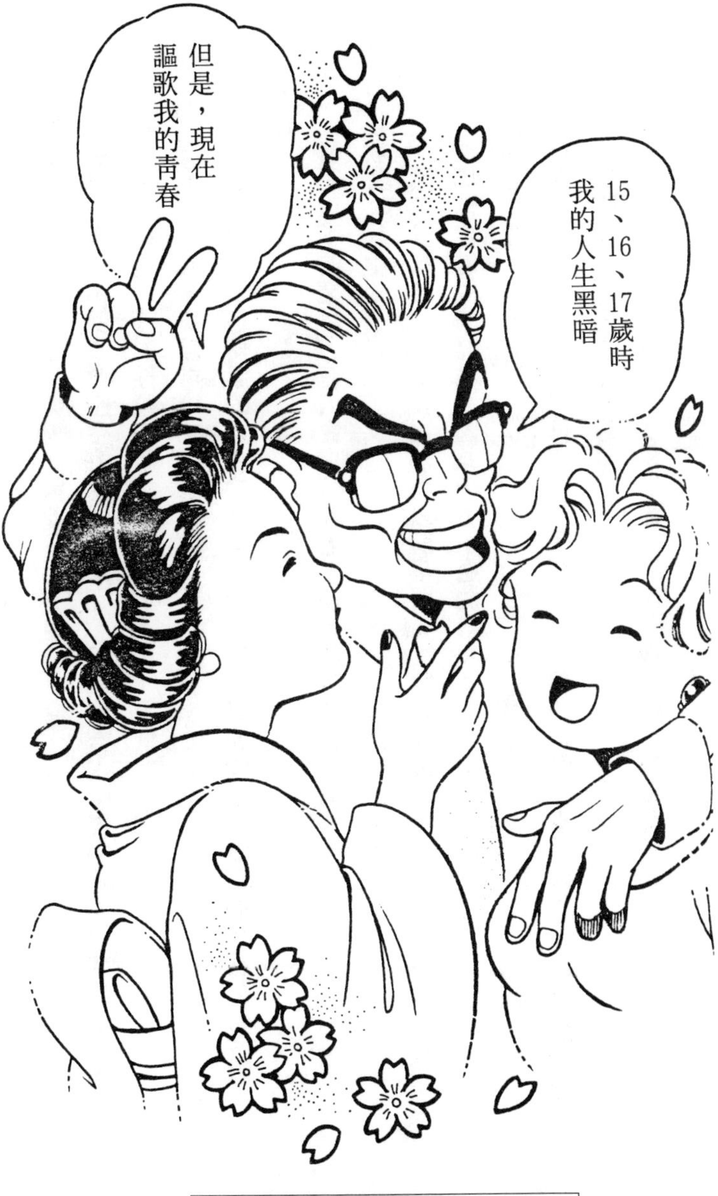
15、16、17歲時我的人生黑暗
但是，現在謳歌我的青春

女性年齡越大，陰道也越萎縮，因此不必介意。

能夠這樣想，就不會產生多餘的自卑了，但偏偏有人猛鑽牛角尖，或對自己性的衰退毫無自覺，或對性已心如槁灰。

為了這些人，我想再給予一個測驗。

這是「對性愛自卑感的自我檢查」，請對於下頁的問題，誠實的回答YES或NO。

看了以下的題目，有人會有所警覺，並且隨著年齡的增加，自覺的症狀以及現象都收集在其中。

「陰莖勃起時，硬度和大小與以前不同」「性慾比以前差」等，這與年齡有關係，誰都會有這樣的經驗，因此，不用過於自卑。

問題在此。

有關身體方面的問題是肯定的。而類似「不想花時間在享受性愛上」等有關精神方面的問題，則希望你的答案是否定的。

因為在精神方面答「Ｙｅｓ」者，是對性感到自卑的表現。

自我診斷測驗表
對性愛自卑感的自我檢查

	No.	問　題	YES	NO
關於身體	1	性器受刺激，勃起一分鐘。		
	2	勃起時，和以前硬度不同。		
	3	精液量少。		
	4	想射精但氣勢弱。		
	5	射精的快感比以前弱。		
	6	一次做愛，可以射精二次以上。		
	7	射精後，一分鐘內可再勃起。		
	8	以年齡來計算，性慾算強。		
關於心理	9	非常介意做愛能否讓對方滿足。		
	10	性慾比以前差。		
	11	不能缺少夫妻間的性愛。		
	12	以新工作為理由，逃避性愛。		
	13	無意花時間在性愛上。		
	14	可以隨時控制射精。		
	15	有意的話，隨時可能有婚外情。		

按照以下的方式，將YES或NO的分數計算出來

答 YES 的得分號碼：

2、3、4、5、9、10、12、13

答 NO 的得分號碼：

1、6、7、8、11、14、15

1～8號是有關身體的問題，9～15號是有關心理的問題。把兩樣得分的點數計算出來，在下圖A、B、C、D中找出自己歸屬的部分，然後再閱讀評論。

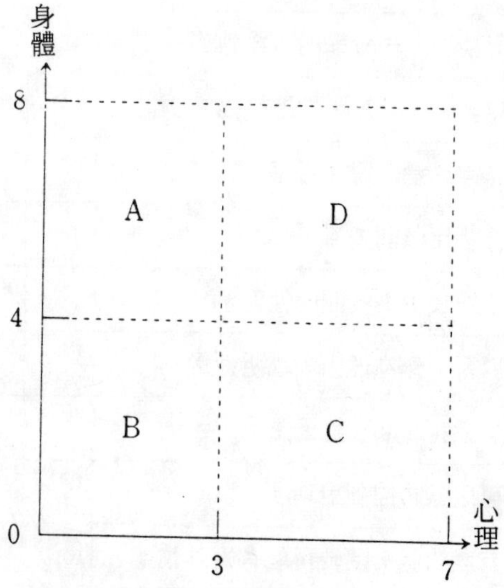

至於計分方法，下列號碼若是回答「Yes」者得一分。

二、三、四、五、九、十、十二、十三。

又下列號碼答「No」者得一分。將「有關身體」，和「有關心理」算出各個合計分數。

一、六、七、八、十一、十四、十五。

分數計算好，用分數來看一二六頁的圖表。縱軸是「有關身體」，橫軸是「有關心理」，請問你究竟屬於那一組。

〔屬於A組的人〕

對身體很擔心，但對性尚未絕望，若現在開始實行「裸睡健康法」，以衝刺的精神來做愛，將有改善的機會。唯這種類型的人，對性愛很著急，應該以穩重的心來享受性愛。

〔屬於B組的人〕

幾乎沒有問題，但應該接受隨年齡增加，產生的自然變化，如果你介意目前的狀態，可以改變一下性愛的方式，這是辦法。

〔屬於C組的人〕

你對性愛的關心已遠離，實在令人同情。雖不介意身體上的變化，但對性愛卻感到害怕。在家庭中，有沒有對其他的事過分關心？應該更表現自我，有解放身體和精神的必要。對於自己的家庭，和自己的想法，乾脆統統加以改變，才是可行的辦法。

〔屬於D組的人〕

自覺症狀多，尤其對性慾的衰退，有很清楚的自覺。建議你儘量保持輕鬆愉快的心情，充分的休養。例如旅行，積極的轉換心情等。如果這樣仍然沒有效果，你可能須要找專家諮詢了。

在這裡希望你們能了解「年齡增長後，性能力衰退的事實」。

事實上「心情的好壞，關乎性能力減退速度的快慢」。最重要的是，不要有莫名其妙的自卑和灰心感。以穩定的心情關懷性愛、重視性愛、並享受性愛。有性愛的人，在老年才能享受快樂的生活。

第四章　男性也有更年期障礙

——你有沒有問題呢？

正在增加的男性更年期障礙

真令人難以相信，男性也有更年期障礙。不過，的確有人深信不疑。

說起來其實理所當然，不過這種醫學證明，直到最近才公布，在這之前人們都認爲「男性沒有更年期障礙」。

最早提出這個報告的是美國醫師——歐丘斯特‧維爾納，他在一九三九年提出「男性也有這種疾病」的報告。

也就是說，男性和女性一樣，賀爾蒙會減少，接著引起身體狀況失調。

從此以後，醫師們就特別注意這個報告，累積研究結果，明白了男性到了中年，賀爾蒙分泌會降低、失衡，也因而呈現出種種的症狀，於是「男性也有更年期障礙」這個報告，也獲得了醫學界的證明。

直到最近男性患者激增，才又重新受人重視。

和女性更年期相同，其症狀五花八門。從體力降低開始、焦慮、情緒不穩、目眩、腰酸背痛、肩痛、腹痛、性慾減退等。又不知何故身心憂鬱症者會病情惡化，而成為精神病、憂鬱症，曾經有這樣的個案產生。這是絕不可輕忽的疾病。

年齡從四十五歲左右到五十歲，這段時間和女性更年期年齡大致相同。

一開始身體狀況產生變化，以為是壓力所致，於是開始治療，結果發覺情況不對，轉而檢查生理機能，卻發現神經系統與分泌系統發生了問題，才知道是更年期障礙，這樣的個案可以說不在少數。但因為認知度低，所以患者日益增加。

預防這種疾病的方法，就是平常注意健康管理。有規律的飲食，切勿為工作，或家庭的經濟過於煩惱，積極的運動、充分的休息，解除壓力等，若能做到以上幾點，不僅更年期來得晚，症狀也比較輕。

反之，若飲食不正常、煩惱多，又不重視健康管理的人，就要提高警覺了，因為提早在四十五歲就出現更年期障礙的人，也大有人在。雖「還年輕」，但也不能置之不理。

其次，出現的症狀，會因個人的工作和嗜好而有所不同。經過統計，上班時間長的人，壓力較大，容易提早進入更年期，還有煙酒不離的人，亦很快的進入更年期。

性生活是標準

在此重申男人也有更年期，雖然症狀和程度會有差異，但確實會面臨到這個問題（或者它已蒞臨）。

只是很遺憾，目前並無防禦和逃避的方法。

因此在「這個期間」，除了努力減輕症狀外，別無他法。

在這裡有點要注意的是，更年期與成人病有著微妙關係的事實。

根據調查，在更年期，是最容易罹患成人病的時期。這是從經驗中得知，我們都得接受。

四十歲到五十歲的男人，是最忙碌、壓力最大，身體最容易損壞的時期。再加上賀爾蒙失調與壓力增加，免疫機能，和再生機能都開始降低。

也難怪會產生那樣的疾病了。因此，我們必須更小心的來從事健康管理。如何安然的度過更年期，不僅目前重要，更是以後人生的重要關鍵。

能安全的跳過更年期這個高欄，才能過著舒適、健康、成熟的生活。而減輕更年期症狀的方法、更年期障礙的標準，就是美滿的性生活。

前章結束前所進行的「性的自卑感檢查」，屬於D組的人，可以說是更年期障礙傾向最大的人。反之，A組的人，是更年期障礙較輕微的人。

在這時期，擁有美滿性生活的人，更年期就可輕鬆的跨過去，並且未來還有健康、快樂、成熟的生活在等待著你。

克服更年期障礙的要領「裸睡健康法」

為什麼會有更年期？這是種種的因素所造成，因此也不能單純指摘這個因素。但最大的原因，是賀爾蒙分泌產生了變化，這是可以接受的。

女性到了某種年齡，卵巢功能降低，造成停經，這時女性賀爾蒙分泌降低，而引起了生理的障礙。而男性並無停經現象，但賀爾蒙分泌會停止，再加上壓力等心理因素的累積，而引起了種種的障礙。

這樣說來，好像和女性稍顯不同，但基本上還是一樣的。因為男女都是因為賀爾蒙失調，而帶來身心的變化。

如果要說不同，那就是女性對更年期有相當的認識與了解，而男性不僅認識不深？還有些輕忽。因為沒有認識和心理準備，反而容易陷入痛苦的深淵，這才是最可怕的。

另外更可怕的是，男性並沒有像女性般，可以用賀爾蒙來治療，也沒有其他防禦的方法。

這樣說來，恐怕很多男性要大失所望。但不要灰心，雖然沒有防止的方法，但減輕症狀的方法仍然是有的。

首先是前面提過的性愛生活，其次是我提倡的「裸睡健康法」。若能夠積極的實施這種健康法，並且不要太介意更年期障礙，相信就可以減輕症狀，輕鬆的打發了。

所謂的「裸睡健康法」，為什麽對更年期障礙有益？

簡單的說，有以下二點。

①裸睡會使分泌男性賀爾蒙的睪丸冷卻、精巢機能功能活潑，並使性賀爾蒙的分泌增加。

②對更年期障礙造成很大影響的壓力與疲勞，可以藉由裸睡獲得消除。並且不必背負多餘的壓力與疲勞。

我在此重新呼籲，更年期障礙最大的原因，就是賀爾蒙分泌降低，而造成賀爾蒙失調。

再加上工作的壓力與疲勞，而引起種種意想不到的障礙。但若能實行「裸睡健康法」，不僅能消除壓力、精巢機能也會活潑起來，縱然更年期來臨，症狀也比較輕微，並能延遲它到來的時間，更能輕鬆度過。

陰囊用「三重作戰」使睪丸冷卻

提到睪丸，讓我在此請問你一下，「你能詳細說出自己睪丸的結構嗎？」

每天形影不離的生殖器，問其「構造如何？」知道的人卻不多，這實在令人感到意外。

最多只能答「睪丸是製造精子的地方」，這種程度而已。老實說，它的構造非常巧妙。

若要發揮睪丸的正常功能，必須處在比體溫低三～四度的環境才行。如前所述，睪丸的溫度越接近人的體溫，精子就越不易形成。

製造精子的能力降低，當然也表示男性賀爾蒙分泌降低。

反之，製造精子的能力提高，也就是顯示男性賀爾蒙分泌活潑。

因此，讓睪丸露出的「裸睡」健康法最有效果。

也許有人認為，性賀爾蒙只是與生殖有關係而已。

但事實上不僅如此。

依最近的研究報告，性賀爾蒙具有給予生命活力功能的作用，可以遲緩老化、抑制癌細胞、防止痴呆等，扮演著極重要的角色。

由此可知，睪丸的溫度一旦提高，性賀爾蒙的分泌就會降低，為了使性賀爾蒙分泌正常，睪丸會拼命的從事保溫作戰。然而你的內褲，卻阻礙了它的功能。

首先希望各位了解，睪丸從事什麼樣的「冷卻戰爭」，它的作戰策略非常厲害，是屬於三重作戰，三階段方式。

①為了不讓溫暖的動脈血提高睪丸溫度，於是在溫度較低的靜脈叢裡形成螺旋狀的構造，也就是利用靜脈叢來做水冷冷卻作戰。

②陰囊表皮有很多的皺紋，使皮膚的表面積增加，而容易冷卻，這是陰囊熬熱式的冷卻作戰。

③將睪丸吊起的所謂「精巢舉筋」，是配合體溫上升，將接近體表之睪丸，使其遠離體表溫度，可以說是「形狀記憶金屬式」睪丸溫度調節作戰。

對這三種作戰方式，男士們應該心知肚明。在游泳時，因水的冷卻，會使睪丸縮起，就是這種作用。因過冷導致睪丸接近體表，而用體溫來保溫，睪丸就會因此縮起。

除此之外，你們知道嗎？還有令人感到意外的機關。

你把睪丸輕輕捧起來看看。你會發現睪丸的位置，有微妙的不同。

那是因為睪丸若在同樣的高度，彼此會傳熱之故。因此，睪丸就會位在不同的高度，改變位置來加以調整。

這個構造的確令人大感吃驚。為了使睪丸冷卻，有這麼巧妙的結構來發揮其功能。

也就是說，睪丸不能保溫。

睪丸必須吊著，切勿讓其緊密貼著身體。

然而你卻穿著內褲睡覺，將它拴了一整天。

抹煞了睪丸本來的機能，等於是一種自殺的行為。殺死了精子，殺死了性賀爾蒙，因此精力、受精能力都大幅降低，而造成了痴呆、和性無能與癌症。

另外，內褲會加上多餘的壓力。保住了內褲，卻阻礙了健康，這是本末倒置。

根據某研究報告指出，將過去男性的精子數量，與現在的男性相比較，據說現在的男性，是五十年前的一半，真是令人震驚和意外。但也因為如此，讓我們了解到，男性的精力究竟降低了多少。

現在，我再繼續說明有關賀爾蒙的事例。

我曾說睪丸可以製造性賀爾蒙，其實不僅睪丸，身體的其他器官也可以製造。像肝臟、腎上腺、甲狀腺、胸腺等部分也都能製造，其分泌構造非常巧妙。食物經過腸道時，會刺激腸道的內面，因而分泌出賀爾蒙，但若食物比較硬的話，只能分泌一點點。食物的表面越光潤，性賀爾蒙分泌就越多。

也就是說，咀嚼方式正確，多攝取植物纖維，腸道就會清理的越乾淨，性賀爾蒙分泌也越旺盛。因此若考慮內褲的弊端、牙齒沒有咬合能力的現代人，無活力、精力弱，是可以相信的事實。

增加男性賀爾蒙的方法

性賀爾蒙是重要的賀爾蒙，正如前述。

性賀爾蒙分泌少的話，就會產生種種的問題。精力和生殖能力都會降低，生命力也會降低，提早老化、容易罹患腦中風、心肌梗塞、癌症和痴呆症。幾乎沒有一件好事，如果要再增加的話，那麼就是更年期障礙將更嚴重。

增加男性賀爾蒙的方法

①實踐「裸睡健康法」

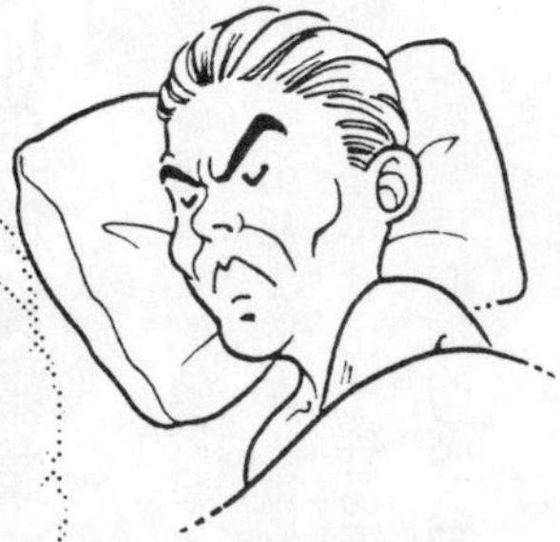

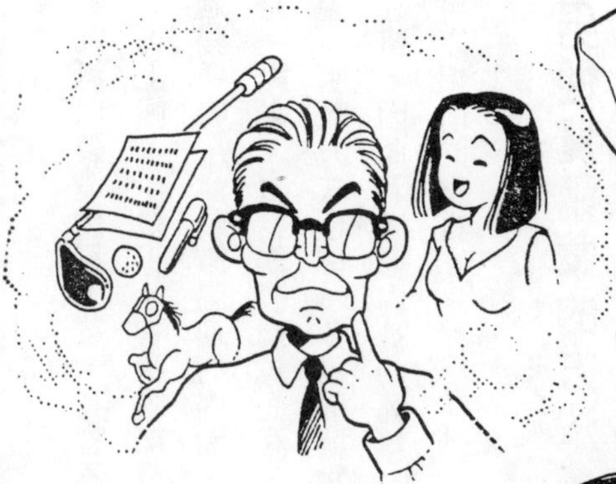

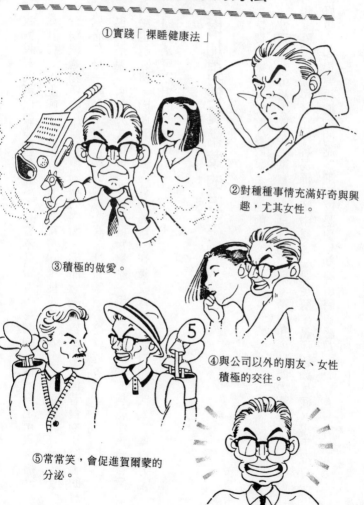

②對種種事情充滿好奇與興趣，尤其女性。

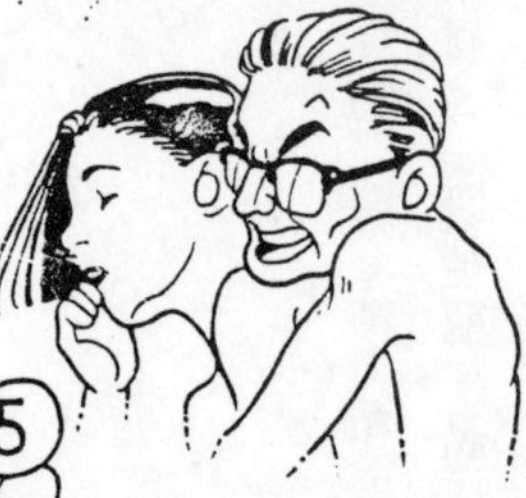

③積極的做愛。

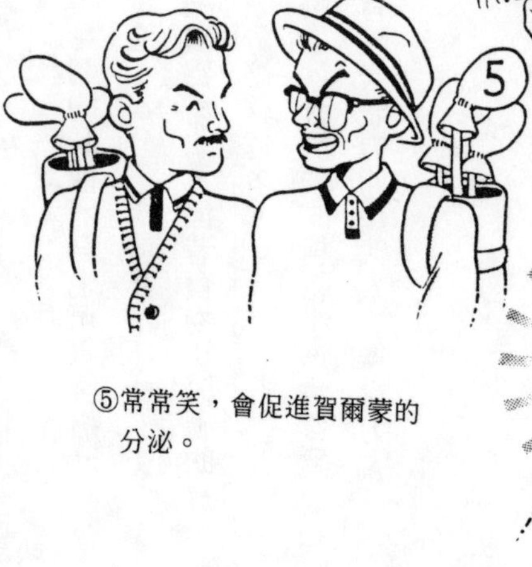

④與公司以外的朋友、女性積極的交往。

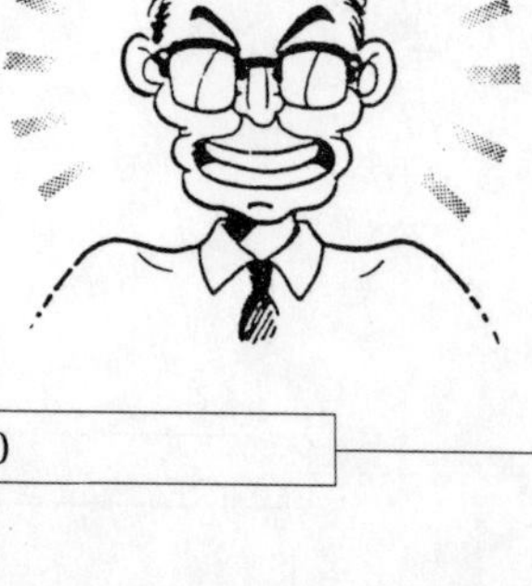

⑤常常笑，會促進賀爾蒙的分泌。

⑥專心創造事物，會促進賀爾蒙的分泌。

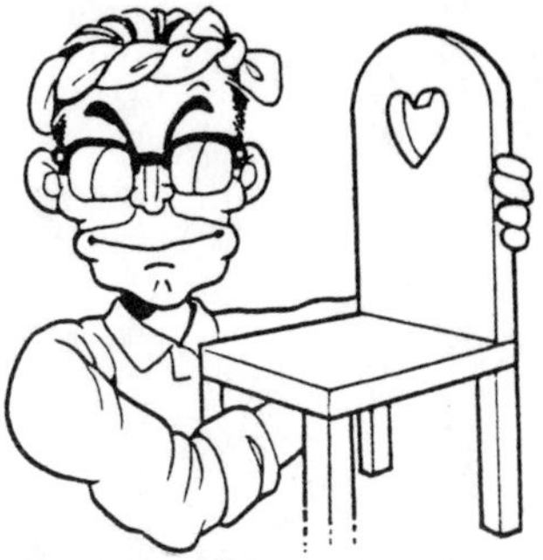

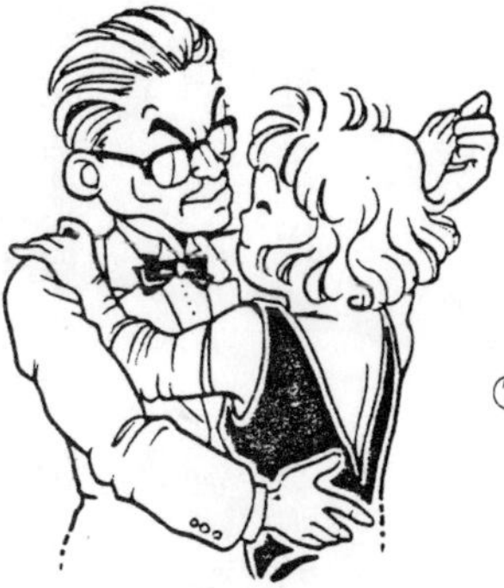

⑦多多刺激視覺、味覺、聽覺、觸覺等。

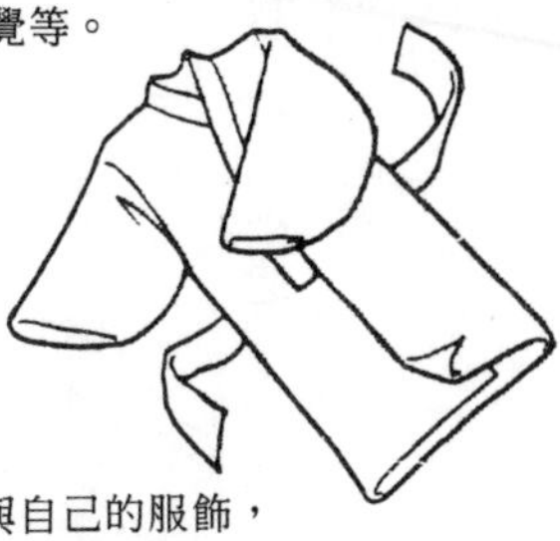

⑧在家裡儘量穿著日式睡袍等開放型的衣服。

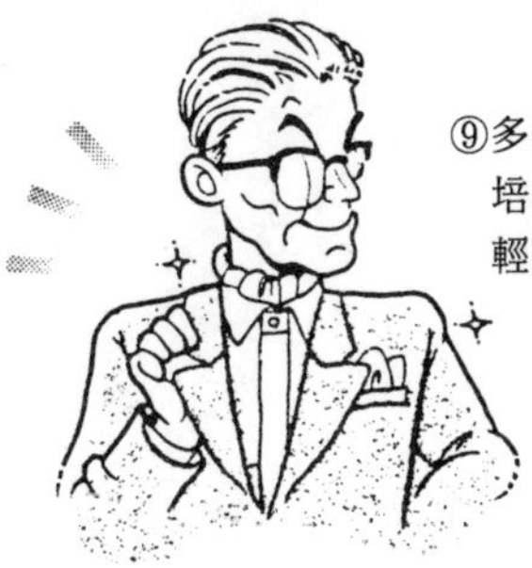

⑨多注意時裝與自己的服飾，培養對異性的意識和保持年輕的心態。

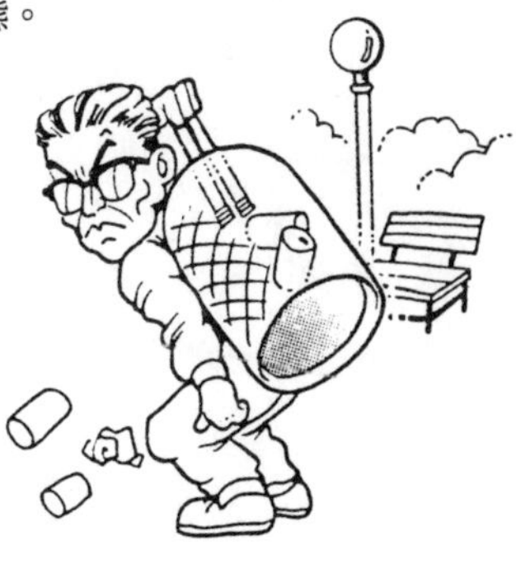

⑩從事義工活動。

為了避免這種情形，我再次鄭重推薦「裸睡健康法」。而除此之外，希望各位也能注意下列幾點。

那是因為賀爾蒙的分泌，受到精神要素很大影響之故。

於是我整理了「增加性賀爾蒙方法」。

與「裸睡健康法」一起實行看看。

①實踐「裸睡健康法」。

②對於種種事情充滿好奇與興趣，尤其是女性。

③積極的做愛。

④要擁有工作以外的朋友、與女性也應積極的交往。

⑤常常大笑，會促進賀爾蒙的分泌。

⑥專心於創造事物，創造的力量和創造的充實感，會促進賀爾蒙的分泌。

⑦給予視覺、嗅覺、味覺、聽覺、觸覺等刺激，看相片、享受花香的樂趣，品嚐沒有吃過的食物、聽聽音樂，進一層的與異性接觸、跳社交舞等，經常給予五感新鮮的刺激。

⑧在家裡儘量穿著日式睡袍等開放型的服裝，最好放棄運動裝、有橡皮的內褲、牛仔褲、感到拘束或拴住下半身的服裝。

⑨要多關心時裝與自己的服飾，要培養對異性感興趣的年輕心情。

⑩從事義工活動。對人親切充裕的態度很重要，因為這種滿足感，在不知不覺中會促進賀爾蒙的分泌。

「裸睡健康法」，令人愉悅的副作用——不會帶來性愛的糾紛

性賀爾蒙增加的話，對性的慾望自然會提高，變成一種刺激，而促進賀爾蒙的分泌，這樣一來，精神立刻抖擻起來……這是一種「良性循環」。

如此一來，更年期會遲緩，甚至說：「我根本沒有更年期」。

做任何事都能如生龍活虎般，不是美事一樁嗎？

為了達到這個目的，就必須實踐「裸睡健康法」，但並非短時間可以做到，這

是細水長流的事情。

連續做了「裸睡健康法」幾個星期之後你會發現這就是屬於你的健康法。

因此，切勿期待它是短時間，有速效性的效果（睡得好、心情好、宿醉輕微，就可期待效果開始），最好能繼續一輩子。有人說「從事這種健康法，身體情況好轉起來」，他們都具有幾個共通點。

「夫婦恩愛起來。」

「不僅做愛次數增加」和「經常做愛」而已。夫妻若一起進行「裸睡健康法」，會比以往更恩愛。

看看周圍的中年夫妻，也看看你們自己。

已是中年的夫妻，灰心與倦怠是否瀰漫在兩人的身邊呢？

結婚多年、養育子女、二十多載的夫妻生活，不論如何都會令人產生倦怠感。無新鮮感，與妻子行房感到厭倦，這也在所難免。

了解這種健康法的夫妻，由於這種健康法具有獨特的「親和作用」，可以縮短彼此的距離。

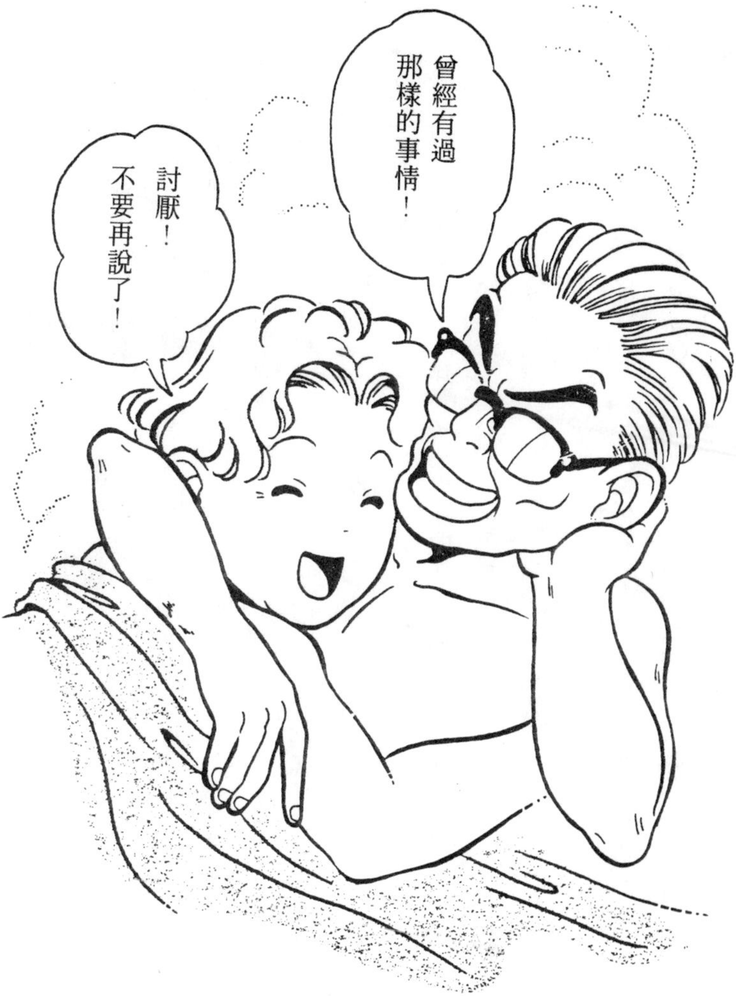

「裸睡健康法」，使夫妻更恩愛

有一位中年男子告訴我：

他說做這種健康法之前，從來沒有看過全部裸裎的妻子，當然行房時會看到，但只是胸部和性器而已。

「裸體是件非常美好的事，太太裸睡，我也裸睡，夫妻會感覺一種美妙的充實感。雖然年歲大了，身材也變了，也不具美感了，但在某種機會看到了太太的胸部和臀部，也會怦然心動，同樣是太太，卻感到非常新鮮。」

也有女性的心聲：

「對性愛有很自然的感覺，在丈夫面前，一向羞於談論性事、性器官，但現在卻能自然說出。『你昨天把陽具拿出來睡覺』。丈夫說：『妳啊！把大腿攤開睡覺』當然肌膚之親情形增多。『你的乳房形狀真美，我來摸一摸』等等，性愛獲得解放的感覺真好。」

起初也是感到害羞，但並非「現在」才如此。害羞、可愛彷彿到二十歲就停止。女性的身材、性愛的享受也只有到三十歲為止。其實，中年夫妻的性愛生活，越開放就越快樂。

裸睡不須要道具，但可以做為愛的媒介來想像做愛，對於對方的視線亦不必顧忌，因此想法可以坦白的說出。

正如那位女性什麽「陽器」「陰蒂」，都能毫不在乎的說出，從此對性愛的偏見與拘泥也消失無蹤。

這樣的情形具有什麽意味，讓我來舉例說明。

有一次，一位中年男子因不能人道而來到我的醫院，但是卻緘口不讓太太知道，負責醫治的豐島先生，三番二次說服他與太太同行，但頑固的他，總不肯允諾。獨自一人來接受治療，不理睬醫生的建議。

我聽了這種情形，已能預估他沒有辦法治療，因為他與太太可能談話並不親密，何況赧於啟齒的事情，怎麽可能和太太說明。

答案是肯定的，他來了幾次後，就沒有下文了。

相反的一旦豐島先生要求「與太太同行」，有人就坦然帶著太太前來。

那個人後來痊癒了，那是因為太太努力協助之故。

豐島先生把治療的經過告訴了我，我就想「夫妻的性愛，應該由夫妻一起來關心」，同時也深深的感到「對性愛不坦白是夫妻的不幸」。

關於性愛，是否會引起糾紛，是輕病，還是重症，能否恢復，其實端賴於夫妻間是否肯開誠佈公而已。

平常與太太談話開放的人，多不會有這些症狀，縱然不幸染上疾病，也是輕症，很容易恢復。

當然！也不是重症者恢復就慢。

像這樣的中年人，有關男人的毛病，也正巧妙的反映出夫妻之間的心態。

我勸大家要有「開放的態度」，而「開放」的動機就是這種健康法，而更令我吃驚的是「它有令人雀躍的副作用」。

第五章　「裸睡健康法」使家族更親密

透過裸睡方知彼此的重要性

有實行健康法經驗的老年人，有一次意味深長的告訴我。

「我對太太肥胖的身體早已厭倦，但有一夜，太太的乳房露出棉被外睡著。我深深回顧自己的一生，我回想著，曾經讓我著迷、眷戀的乳房到那裡去了？回想太太也曾年輕，那美麗的胴體，曾經深深的吸引著我。但是生了孩子、養育孩子、孩子吸吮著她的奶水，反覆操作家事的辛勞，想著我是不是忘記她的好，她為了家庭付出了這麼大的代價，想著，想著我不禁流下了眼淚。太太和我一起辛苦到現在，現在她的乳房已萎縮無彈性，想必也很感傷吧！因而，從此以後對太太心情有了轉變，心想我必須好好愛護她，好好照顧她。」

裸睡時，不論身材好壞、對方的肉體都暴露無遺，當然體貼、關懷意識也會流露出來，或許是彼此對肉體的親近感吧！

「互相擁抱，從生孩子開始，又與那身體親密的活下來，再走向死亡之路。」

像這樣的心情，才會使夫妻更加親密。

身體失去了年輕的氣息，身材也變了形，其實彼此都一樣，何必太計較這樣的事呢？一點意義也沒有，因此，從今以後夫妻應該如何恩愛的生活才是最重要的課題。

「爸爸屁股露出來了！」

據我的經驗，互相裸裎的夫妻感情很要好，若可以裸身在家庭走動，則家庭更親密。

也許是誇張了點，但在家中若可以裸身走動，就不須要再特意實施性教育了（特別在此簡單說明，也並非完全不需要）。

夫妻裸裎，不但有機會看到對方裸睡，若能使孩子了解的話，就是很不錯的性教育了。

什麼是陽器，什麼是乳房，什麼是陰蒂。

因爲司空見慣，當然會發生疑問。

「爸爸的雞雞好大，為什麽只有爸爸有？」

這時你可以告訴他，「爸爸是男生，所以有陽器，也才能生下你」，這是很正常的性教育方式。

「爸爸和媽媽為什麽不穿衣服睡覺？」

你也可以告訴他，因為你們兩個感情很好，所以裸身一起擁抱著睡覺。

這也是很好的性教育。

孩子的性教育，就是如此反覆的回答他的問題，不必想得太複雜。

大方地表現在孩子面前。如果孩子還小，現在開始也不算遲。「裸睡健康法」大家一起來。

只要大人對裸睡沒有偏見，孩子自然能接受，然後再慢慢在精神方面教導他們即可。

這是最初會出現的聲音「爸爸的屁股露出來了」，你若能毫不在意，則在這樣的環境中，孩子就不會以扭曲的眼光來看待性了。

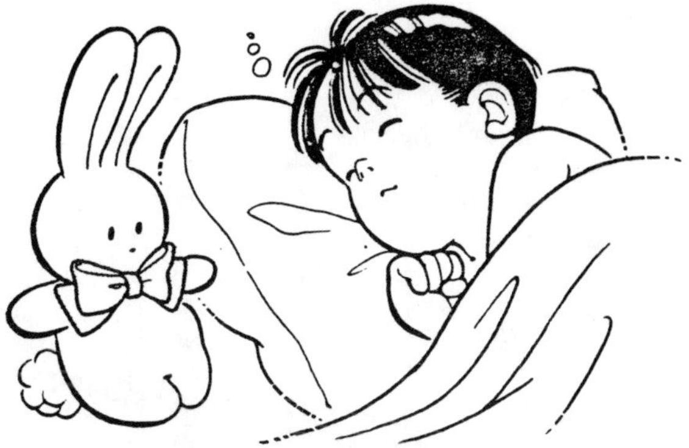

「裸睡健康法」使睡姿好起來

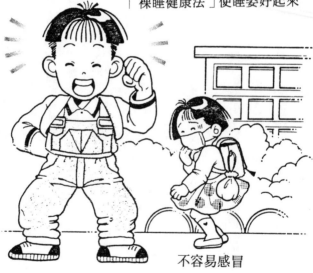

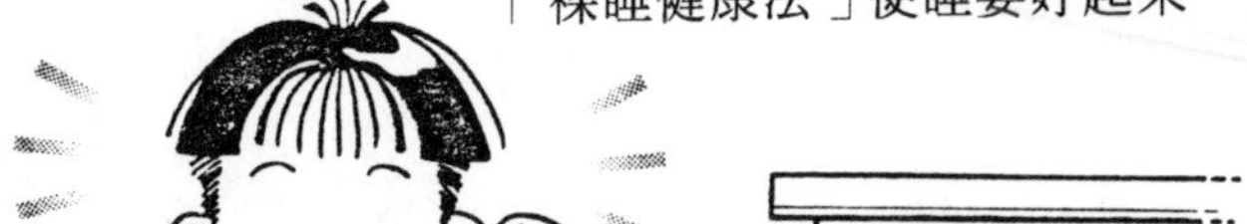

「裸睡健康法」對孩子的健康有益

在孩子的健康方面，「裸睡」當然是最好的方法。

總而言之，睡得甜，就不容易感冒。連尿床、過敏性皮膚炎，都有治癒的報告。其效果對大人也一樣。不!也許更好也說不定。

裸睡時因產熱作用高，會冒汗，故對於活動旺盛，成長中的孩子來說，實在不需要以多餘的內褲來施予壓力，因此，成長中的孩子，儘量讓他裸睡才好。

性愛的氣氛可使活力充沛

提到「裸睡健康法」時，有人會說「要裸睡，太太一定不依」，對於太太的想法感到不安。

女性對於裸睡，會感到新鮮，和具有吸引力，更會有充滿情趣的感覺。

先前提到「陰道的皮膚變好了」，可說是典型的例子。

該位女士性交痛感的消失，其實並不是陰道變健康了，而是自然濕潤增加了，我前面亦提到過，會有這樣的感覺，並不是令人討厭的事。

尤其對更年期障礙的女性來說，更可說是愉悅難得的誘惑。

在此不厭其煩的敍述，這個時期夫妻生活活躍，有氣氛的話，女性賀爾蒙分泌旺盛，對女性的健康與美容都有極大的助益。

女性賀爾濛分泌旺盛，能使女性維持年輕的氣息，並減輕更年期的障礙。

然而，男性在這個時期，因疲倦而荒廢了夫妻間的性生活，而使女性欲求不滿、歇斯底里，嚴重的話會使生殖器萎縮，這是遠因。但丈夫若有健康的身體，且兩人能親密如昔，那麼將會帶給她無上的快樂。

「裸睡健康法」不僅能使你更年輕，更能減輕太太更年期的障礙。進一步還能使夫妻關係達到快樂的境界。如果你擔心太太的反應，就應該好好向他說明「裸睡」的益處和幫助，相信她一定會了解的。

享樂刺激的要領

這是我的猜測，也是我的第六感，我想閱讀本書的人，應該會嘗試「這種健康法」。

因為沒有共鳴的人，大概早就把書闔上了。

想嘗試這種健康法的人，和不想嘗試的人，可以很清楚地劃分出來。

不！更正確的說，是做得到與做不到。

做不到的人，大多是自我意識過高，無意改善妻子與家庭的關係的人。另一種是性意識保守、有潔癖、對性有某種自卑感的人。

不論任何事都喜歡用道理來思考。

但也無所謂，要做不做，是他自己的選擇，也是他自己的生活方式……。

但若你想實行健康法，可別說「哎呀！都是為了健康」。而該拿出幹勁，以享樂的心情來實踐才好。

不！這種健康法，其實像是「自我解放的方法」或「輕鬆的睡眠方式」，總之能自己發現目標才是最好的。

推薦給太太時，千萬不要勉強，我想她應該有她的想法。

「我不要！」她目前這樣想，但如果你實施健康法，身體狀況好起來，自然就能改變她的想法。

如果太太願意配合，那麽就盡情去享受彼此裸裎的刺激之樂吧！

讓人意外的發現。

令人吃驚的，女士們對男性的身體產生了興趣。陽具實際上是什麽樣子？陰囊是何物？沒有勃起的陽具是啥樣？早上勃起又是怎麽一回事？雖然長年在一起，但意外的，女性卻不淸楚。

有一位中年女性，她的丈夫使用保險套避孕，而她連保險套是什麽樣子都不知道，的確有這種人。

雖然結婚十幾年了，但從未見過沒有勃起的陽具……。

「那個樣子不願意讓女性看到」，如果男士抱著這樣的心理就另當別論。但根據我的經驗，越了解男性生理的女性，越能了解男性的性格（反之，不懂女性心理的男性，一般說來，對女性較不體貼）。

女性和男性的生理現象不同，因此有時候無法充分了解男性衝動時的感受，因而討厭強要求歡的丈夫，但女性若和丈夫一起裸睡之後，她說：「對男性的看法有了改變」。「與丈夫的性愛也有了改變」。

以往，睡衣、內褲被脫掉，彷彿有被強迫的感覺，但自從互相裸裎之後，就很自然的接受了。

行房之後不用再穿衣。

就這樣睡著，覺得很安心。

一次一次感到高潮。

聽了這段話，我在想，這是因為「有裸睡為前奏」的緣故吧！前面提過「陰道的皮膚」的女性相同，以裸睡來製造「情趣」心情與睡眠，就此睡著的安心感，使她變成敏感的狀態。

這就是它的副作用，也許太太裸睡會有所改變。

你就來享受這種改變吧！

終章

更優閒的睡眠使你生龍活虎

一天三分之一的睡眠時間。「睡眠」與「睡著」不同

中年男性一天究竟須要多少睡眠。

你一天睡幾個小時？六小時、七小時？不管如何，我想都不會太多吧！

如果只睡六小時，似乎睡眠不足。

七小時差不多了，但你每天的心情如何呢？有沒有「睡飽」的充足感呢？有將疲勞消除的感覺嗎？

問題在於充足感。只睡六小時而有充足感的人，那個人必定是睡眠高手。

反之，睡了八小時，而沒充足感的人，也就是睡法很差勁的人。

重要的，不是睡眠長短的問題，而是睡得熟不熟。睡眠深熟的人，疲勞恢復得快。

換言之，「RAM睡眠」和「NONRAM睡眠」你是屬於那一種？

這兩句話最近常常有人使用，知道的人也不少。所謂「NONRAM睡眠」是

表示身心都睡得很熟的狀態（在睡眠期間，表示神經反應的眼球都沒有活動。所以有這樣的稱呼）。

相反的，「RAM睡眠」，睡眠深度淺，神經呈與外界反應狀態。對睡眠而言，這種狀態是眼球在活動。

人類把這兩種類的睡眠狀態，以一小時半為一周期來反覆。問題是NONRAM睡眠時睡眠的深度，睡眠深度越深，身心疲勞的回復越迅速。

根據某實驗，在要進入睡眠之瞬間，給予腦波一些刺激，讓它無法深入睡眠，那麼一個人即使睡十小時，也是睡眠不足的狀態，而如果這種情況一直持續下去的話，就會引起精神異常。

由這點我們知道，睡眠決不是時間問題，能夠睡得沉穩才是最重要。

在睡眠中，多餘的刺激與壓力，能排除若干，是得到好的睡眠的基本條件。

寢室環境很重要。安靜、不冷、不熱為佳。

寢具也有很大的關係，蓋被不要太重，墊被不要太厚，不要太柔軟。

而更重要的是睡時的裝備，無拘束的裸睡是最好的。總而言之，不只是躺著睡就好，要注意睡得深、睡得熟。即使睡眠時間不充足，也能彌補回來，並能提早恢復疲勞。

「休息」與「養神」才是真正休養

有人說：「睡了一整天，但卻沒有休息的感覺。」他只不過是休息而已，並沒有得到真正的休養。如果這樣的生活長久持續下去，遲早會生病。

爲什麽那不是真正的「休養」。在此，我們來看看「休養」的字面意義。也就是「休息」和「養神」之意。完成了「休息」和「養神」這兩件事，才是得到真正的休養。

所謂「休息」，是不用能量的意思，而非補充能量之意。「休息」好像是在累積疲勞，很遺憾，人類大多是身體的「休息」，而無法使身體恢復原狀。

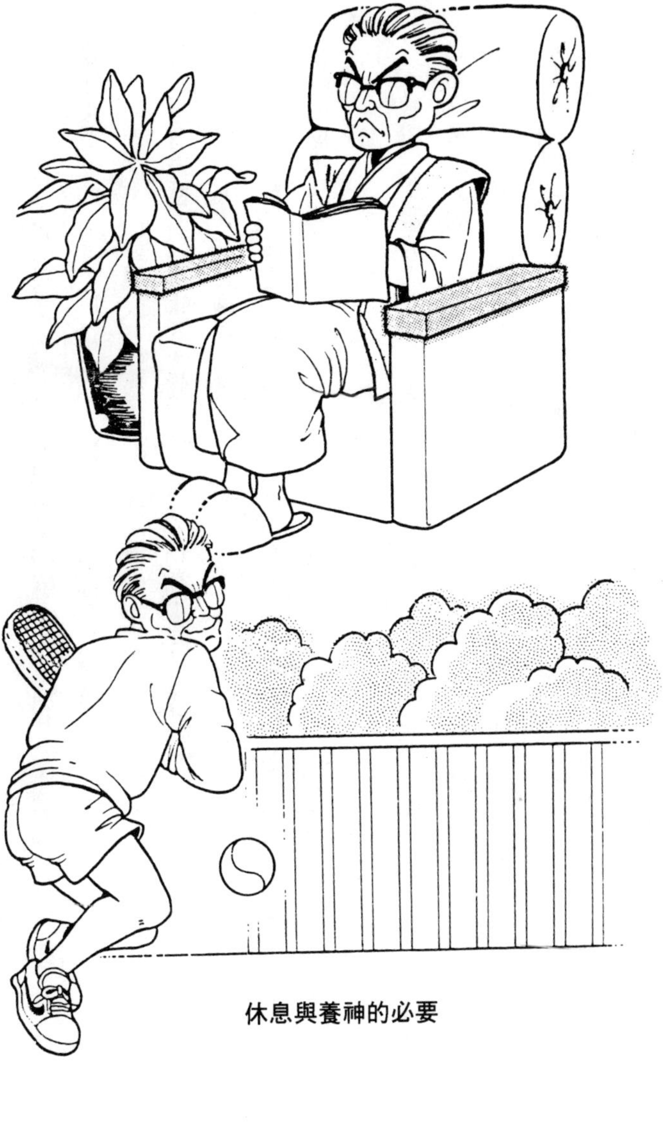

休息與養神的必要

運動選手說「只要三天沒有練習，肌肉就會恢復原狀」原理相同。「休息」只是防止體力的消耗，只是治癒疲勞，決不能提高基礎體力。

而恢復力，如果沒有經過訓練的話，會隨年齡而逐漸降低。

壓力也是，只是休息是無法消除的。只有積極的轉換心情，或給予精神徹底的洗滌乾淨，那才是最具效果。

因此只有「休息」而沒有「休養」，在不知不覺中，就會累積壓力，而使體力漸漸衰退。

所以，請各位應多積極的「養神」。

看看你周遭的人就能了解，越有精神的人，是有經過「養神」的功夫的人。因此如果有二天的假日，那麼一天充分的休息，另外一天應好好的從事身體的運動。散步、田地工作等，讓身體有積極活動的機會。這樣疲勞才能恢復，壓力才能獲得解除。並且能防止體力降低，和培養體力。

這種休養的想法，在性愛方面也是相同的。

因為「疲勞」而不做愛，那麼那種能力與慾望自然會降低。因此休息期間也應積極的做愛，以便防止精力的降低，並享樂在其中。

在壓力的社會中生存，不要「累積無用的壓力」

這個社會被稱為「壓力社會」，已有經年，但狀況非但沒有改善，並且越陷越深。

為處理煩雜事物所開發出來的電腦，雖然對人類有莫大的助益，但電腦工作人員所承受的技術壓力不謂不大。雖然有週休二日的制度，但勞動時間並無減少，因此形成到處都有壓力的社會。

但是也不能就此放棄。應該想辦法來防衛才行。

要想達到目的，首先須要有個香甜的睡眠。

並且最好是裸睡，這樣疲勞才容易恢復過來。總而言之，不要背負太多的壓力，至少在睡眠期間，希望壓力能獲得解放。

另外，從意識上的問題來說，將睡眠做為基盤，氣力、體力的泉源，就應該更加好好的保重。

曾有人說：「不要為了性愛而浪費時間和體力，有那樣的時間，我寧願用來睡覺。」我認為說這種話的人，是大錯特錯，想法出了問題。

如果這是你現在的想法，那麼你是承認「你的體力，氣力已到了界限了」，不是嗎？

不論何因，以你的年齡覺得已達到「做愛很麻煩」的狀態，那麼你的更年期已然開鑼……。

希望你反過來想，因為「我想睡得甜才做愛」。

性愛是消除壓力的妙方，可以幫助睡眠。有熱絡的做愛，男性賀爾蒙分泌就越顯活潑、身體活性化，精神百倍、元氣大增。

向「垂頭喪氣」說再見

越疲勞的人，越陷入這種「違和感」中。

那樣的人總是說：「我很疲勞，什麽都不想做，只想睡覺。」而把休假日，當做休息的一天。

另外，正如前述，「因疲勞而不想做愛」。

老實說，這種狀態若再持續幾年，遲早會遭太太唾棄，並且也可能罹患某種疾病。

曾經聽過這樣的聲音：

工作能力強、責任感大，每天不斷加班，在這種情況下，實在沒有辦法……。

那麽，你不會後悔嗎？

我認識幾位從中年到壯年，因為對性生活的想法與太太不合，而解除夫妻關係（或是被解除）的男性。

「因疲勞」「工作的關係」，把太太和家庭放置一邊，而遭受到她們的報復，可以說是付出了人生的代價。

為了避免造成不幸的後果，請從現在開始。

我苦口婆心，不厭其煩說了好幾次，這種「裸睡健康法」，實在是非常簡單的健康法。不用花費一分一毫，當然更是安全無虞，而且還附帶令人愉悅的副作用，即使被我騙一次，也嚐試一下吧！

「如果你們品嚐到甜睡的滋味」，我想你們一定會十分感激我吧！

大展出版社有限公司	圖書目錄
地址：台北市北投區11204 致遠一路二段12巷1號 郵撥： 0166955～1	電話：(02) 8236031 8236033 傳眞：(02) 8272069

・法律專欄連載・電腦編號 58

台大法學院 法律學系／策劃
法律服務社／編著

①別讓您的權利睡著了1	200元
②別讓您的權利睡著了2	200元

・秘傳占卜系列・電腦編號 14

①手相術	淺野八郎著	150元
②人相術	淺野八郎著	150元
③西洋占星術	淺野八郎著	150元
④中國神奇占卜	淺野八郎著	150元
⑤夢判斷	淺野八郎著	150元
⑥前世、來世占卜	淺野八郎著	150元
⑦法國式血型學	淺野八郎著	150元
⑧靈感、符咒學	淺野八郎著	150元
⑨紙牌占卜學	淺野八郎著	150元
⑩ＥＳＰ超能力占卜	淺野八郎著	150元
⑪猶太數的秘術	淺野八郎著	150元
⑫新心理測驗	淺野八郎著	160元

・趣味心理講座・電腦編號 15

①性格測驗１	探索男與女	淺野八郎著	140元
②性格測驗２	透視人心奧秘	淺野八郎著	140元
③性格測驗３	發現陌生的自己	淺野八郎著	140元
④性格測驗４	發現你的真面目	淺野八郎著	140元
⑤性格測驗５	讓你們吃驚	淺野八郎著	140元
⑥性格測驗６	洞穿心理盲點	淺野八郎著	140元
⑦性格測驗７	探索對方心理	淺野八郎著	140元
⑧性格測驗８	由吃認識自己	淺野八郎著	140元
⑨性格測驗９	戀愛知多少	淺野八郎著	140元

⑩性格測驗10　由裝扮瞭解人心　淺野八郎著　140元
⑪性格測驗11　敲開內心玄機　淺野八郎著　140元
⑫性格測驗12　透視你的未來　淺野八郎著　140元
⑬血型與你的一生　淺野八郎著　140元
⑭趣味推理遊戲　淺野八郎著　140元

・婦 幼 天 地・電腦編號16

①八萬人減肥成果　黃靜香譯　150元
②三分鐘減肥體操　楊鴻儒譯　150元
③窈窕淑女美髮秘訣　柯素娥譯　130元
④使妳更迷人　成　玉譯　130元
⑤女性的更年期　官舒姸編譯　160元
⑥胎內育兒法　李玉瓊編譯　150元
⑦早產兒袋鼠式護理　唐岱蘭譯　200元
⑧初次懷孕與生產　婦幼天地編譯組　180元
⑨初次育兒12個月　婦幼天地編譯組　180元
⑩斷乳食與幼兒食　婦幼天地編譯組　180元
⑪培養幼兒能力與性向　婦幼天地編譯組　180元
⑫培養幼兒創造力的玩具與遊戲　婦幼天地編譯組　180元
⑬幼兒的症狀與疾病　婦幼天地編譯組　180元
⑭腿部苗條健美法　婦幼天地編譯組　150元
⑮女性腰痛別忽視　婦幼天地編譯組　150元
⑯舒展身心體操術　李玉瓊編譯　130元
⑰三分鐘臉部體操　趙薇妮著　160元
⑱生動的笑容表情術　趙薇妮著　160元
⑲心曠神怡減肥法　川津祐介著　130元
⑳內衣使妳更美麗　陳玄茹譯　130元
㉑瑜伽美姿美容　黃靜香編著　150元
㉒高雅女性裝扮學　陳珮玲譯　180元
㉓蠶糞肌膚美顏法　坂梨秀子著　160元
㉔認識妳的身體　李玉瓊譯　160元
㉕產後恢復苗條體態　居理安・芙萊喬著　200元
㉖正確護髮美容法　山崎伊久江著　180元

・青 春 天 地・電腦編號17

①A血型與星座　柯素娥編譯　120元
②B血型與星座　柯素娥編譯　120元
③O血型與星座　柯素娥編譯　120元
④AB血型與星座　柯素娥編譯　120元

⑤青春期性教室	呂貴嵐編譯	130元
⑥事半功倍讀書法	王毅希編譯	150元
⑦難解數學破題	宋釗宜編譯	130元
⑧速算解題技巧	宋釗宜編譯	130元
⑨小論文寫作秘訣	林顯茂編譯	120元
⑪中學生野外遊戲	熊谷康編著	120元
⑫恐怖極短篇	柯素娥編譯	130元
⑬恐怖夜話	小毛驢編譯	130元
⑭恐怖幽默短篇	小毛驢編譯	120元
⑮黑色幽默短篇	小毛驢編譯	120元
⑯靈異怪談	小毛驢編譯	130元
⑰錯覺遊戲	小毛驢編譯	130元
⑱整人遊戲	小毛驢編譯	150元
⑲有趣的超常識	柯素娥編譯	130元
⑳哦！原來如此	林慶旺編譯	130元
㉑趣味競賽100種	劉名揚編譯	120元
㉒數學謎題入門	宋釗宜編譯	150元
㉓數學謎題解析	宋釗宜編譯	150元
㉔透視男女心理	林慶旺編譯	120元
㉕少女情懷的自白	李桂蘭編譯	120元
㉖由兄弟姊妹看命運	李玉瓊編譯	130元
㉗趣味的科學魔術	林慶旺編譯	150元
㉘趣味的心理實驗室	李燕玲編譯	150元
㉙愛與性心理測驗	小毛驢編譯	130元
㉚刑案推理解謎	小毛驢編譯	130元
㉛偵探常識推理	小毛驢編譯	130元
㉜偵探常識解謎	小毛驢編譯	130元
㉝偵探推理遊戲	小毛驢編譯	130元
㉞趣味的超魔術	廖玉山編著	150元
㉟趣味的珍奇發明	柯素娥編著	150元
㊱登山用具與技巧	陳瑞菊編著	150元

•健康天地•電腦編號18

①壓力的預防與治療	柯素娥編譯	130元
②超科學氣的魔力	柯素娥編譯	130元
③尿療法治病的神奇	中尾良一著	130元
④鐵證如山的尿療法奇蹟	廖玉山譯	120元
⑤一日斷食健康法	葉慈容編譯	120元
⑥胃部強健法	陳炳崑譯	120元
⑦癌症早期檢查法	廖松濤譯	130元

⑧老人痴呆症防止法	柯素娥編譯	130元
⑨松葉汁健康飲料	陳麗芬編譯	130元
⑩揉肚臍健康法	永井秋夫著	150元
⑪過勞死、猝死的預防	卓秀貞編譯	130元
⑫高血壓治療與飲食	藤山順豐著	150元
⑬老人看護指南	柯素娥編譯	150元
⑭美容外科淺談	楊啟宏著	150元
⑮美容外科新境界	楊啟宏著	150元
⑯鹽是天然的醫生	西英司郎著	140元
⑰年輕十歲不是夢	梁瑞麟譯	200元
⑱茶料理治百病	桑野和民著	180元
⑲綠茶治病寶典	桑野和民著	150元
⑳杜仲茶養顏減肥法	西田博著	150元
㉑蜂膠驚人療效	瀨長良三郎著	150元
㉒蜂膠治百病	瀨長良三郎著	150元
㉓醫藥與生活	鄭炳全著	160元
㉔鈣長生寶典	落合敏著	180元
㉕大蒜長生寶典	木下繁太郎著	160元
㉖居家自我健康檢查	石川恭三著	160元
㉗永恒的健康人生	李秀鈴譯	200元
㉘大豆卵磷脂長生寶典	劉雪卿譯	150元
㉙芳香療法	梁艾琳譯	160元
㉚醋長生寶典	柯素娥譯	元

・實用女性學講座・電腦編號 19

①解讀女性內心世界	島田一男著	150元
②塑造成熟的女性	島田一男著	150元
③女性整體裝扮學	黃靜香編著	180元
④職業婦女禮儀	黃靜香編著	180元

・校　園　系　列・電腦編號 20

①讀書集中術	多湖輝著	150元
②應考的訣竅	多湖輝著	150元
③輕鬆讀書贏得聯考	多湖輝著	150元
④讀書記憶秘訣	多湖輝著	150元
⑤視力恢復！超速讀術	江錦雲譯	180元

・實用心理學講座・電腦編號 21

①拆穿欺騙伎倆	多湖輝著	140元
②創造好構想	多湖輝著	140元
③面對面心理術	多湖輝著	140元
④偽裝心理術	多湖輝著	140元
⑤透視人性弱點	多湖輝著	140元
⑥自我表現術	多湖輝著	150元
⑦不可思議的人性心理	多湖輝著	150元
⑧催眠術入門	多湖輝著	150元
⑨責罵部屬的藝術	多湖輝著	150元
⑩精神力	多湖輝著	150元
⑪厚黑說服術	多湖輝著	150元
⑫集中力	多湖輝著	150元
⑬構想力	多湖輝著	150元
⑭深層心理術	多湖輝著	160元
⑮深層語言術	多湖輝著	160元
⑯深層說服術	多湖輝著	180元
⑰潛在心理術	多湖輝著	160元

・超現實心理講座・電腦編號 22

①超意識覺醒法	詹蔚芬編譯	130元
②護摩秘法與人生	劉名揚編譯	130元
③秘法！超級仙術入門	陸　明譯	150元
④給地球人的訊息	柯素娥編著	150元
⑤密教的神通力	劉名揚編著	130元
⑥神秘奇妙的世界	平川陽一著	180元
⑦地球文明的超革命	吳秋嬌譯	200元
⑧力量石的秘密	吳秋嬌譯	180元

・養 生 保 健・電腦編號 23

①醫療養生氣功	黃孝寬著	250元
②中國氣功圖譜	余功保著	230元
③少林醫療氣功精粹	井玉蘭著	250元
④龍形實用氣功	吳大才等著	220元
⑤魚戲增視強身氣功	宮　嬰著	220元
⑥嚴新氣功	前新培金著	250元
⑦道家玄牝氣功	張　章著	180元

⑧仙家秘傳袪病功	李遠國著	160元
⑨少林十大健身功	秦慶豐著	180元
⑩中國自控氣功	張明武著	250元
⑪醫療防癌氣功	黃孝寬著	220元
⑫醫療強身氣功	黃孝寬著	220元
⑬醫療點穴氣功	黃孝寬著	220元

・社會人智囊・電腦編號24

①糾紛談判術	淸水增三著	160元
②創造關鍵術	淺野八郎著	150元
③觀人術	淺野八郎著	180元
④應急詭辯術	廖英迪編著	160元
⑤天才家學習術	木原武一著	160元
⑥猫型狗式鑑人術	淺野八郎著	180元
⑦逆轉運掌握術	淺野八郎著	180元

・精 選 系 列・電腦編號25

①毛澤東與鄧小平	渡邊利夫等著	280元
②中國大崩裂		180元

・心 靈 雅 集・電腦編號00

①禪言佛語看人生	松濤弘道著	180元
②禪密教的奧秘	葉逯謙譯	120元
③觀音大法力	田口日勝著	120元
④觀音法力的大功德	田口日勝著	120元
⑤達摩禪106智慧	劉華亭編譯	150元
⑥有趣的佛教研究	葉逯謙編譯	120元
⑦夢的開運法	蕭京凌譯	130元
⑧禪學智慧	柯素娥編譯	130元
⑨女性佛教入門	許俐萍譯	110元
⑩佛像小百科	心靈雅集編譯組	130元
⑪佛教小百科趣談	心靈雅集編譯組	120元
⑫佛教小百科漫談	心靈雅集編譯組	150元
⑬佛教知識小百科	心靈雅集編譯組	150元
⑭佛學名言智慧	松濤弘道著	220元
⑮釋迦名言智慧	松濤弘道著	220元
⑯活人禪	平田精耕著	120元
⑰坐禪入門	柯素娥編譯	120元

⑱現代禪悟	柯素娥編譯	130元
⑲道元禪師語錄	心靈雅集編譯組	130元
⑳佛學經典指南	心靈雅集編譯組	130元
㉑何謂「生」 阿含經	心靈雅集編譯組	150元
㉒一切皆空 般若心經	心靈雅集編譯組	150元
㉓超越迷惘 法句經	心靈雅集編譯組	130元
㉔開拓宇宙觀 華嚴經	心靈雅集編譯組	130元
㉕真實之道 法華經	心靈雅集編譯組	130元
㉖自由自在 涅槃經	心靈雅集編譯組	130元
㉗沈默的教示 維摩經	心靈雅集編譯組	150元
㉘開通心眼 佛語佛戒	心靈雅集編譯組	130元
㉙揭秘寶庫 密教經典	心靈雅集編譯組	130元
㉚坐禪與養生	廖松濤譯	110元
㉛釋尊十戒	柯素娥編譯	120元
㉜佛法與神通	劉欣如編著	120元
㉝悟（正法眼藏的世界）	柯素娥編譯	120元
㉞只管打坐	劉欣如編譯	120元
㉟喬答摩・佛陀傳	劉欣如編著	120元
㊱唐玄奘留學記	劉欣如編譯	120元
㊲佛教的人生觀	劉欣如編譯	110元
㊳無門關（上卷）	心靈雅集編譯組	150元
㊴無門關（下卷）	心靈雅集編譯組	150元
㊵業的思想	劉欣如編著	130元
㊶佛法難學嗎	劉欣如著	140元
㊷佛法實用嗎	劉欣如著	140元
㊸佛法殊勝嗎	劉欣如著	140元
㊹因果報應法則	李常傳編	140元
㊺佛教醫學的奧秘	劉欣如編著	150元
㊻紅塵絕唱	海 若著	130元
㊼佛教生活風情	洪丕謨、姜玉珍著	220元
㊽行住坐臥有佛法	劉欣如著	160元
㊾起心動念是佛法	劉欣如著	160元
㊿四字禪語	曹洞宗青年會	200元
51妙法蓮華經	劉欣如編著	160元

・經 營 管 理・電腦編號 01

◎創新經營六十六大計（精）	蔡弘文編	780元
①如何獲取生意情報	蘇燕謀譯	110元
②經濟常識問答	蘇燕謀譯	130元
③股票致富68秘訣	簡文祥譯	200元

國立中央圖書館出版品預行編目資料

裸睡健康法／丸山淳士、豐島真著；陳永寬譯
——初版——臺北市；大展，民84
面；　公分——（健康天地；33）
譯自：寝ながら健康法
ISBN 957-557-560-1（平裝）

1.睡眠　　2.健康法

411.77　　84012189

裸睡健康法

ISBN 957-557-560-1

原著者／丸山淳士　豐島真
編譯者／陳永寬
發行人／蔡森明
出版者／大展出版社有限公司
社址／台北市北投區（石牌）致遠一路二段12巷1號
電話／(02) 8236031・8236033
傳真／(02) 8272069
郵政劃撥／0166955－1
登記證／局版臺業字第2171號

承印者／高星企業有限公司
裝訂／日新裝訂所
排版者／千賓電腦打字有限公司
電話／（02）8836052
初版／1995年（民84年）11月
定價／160元

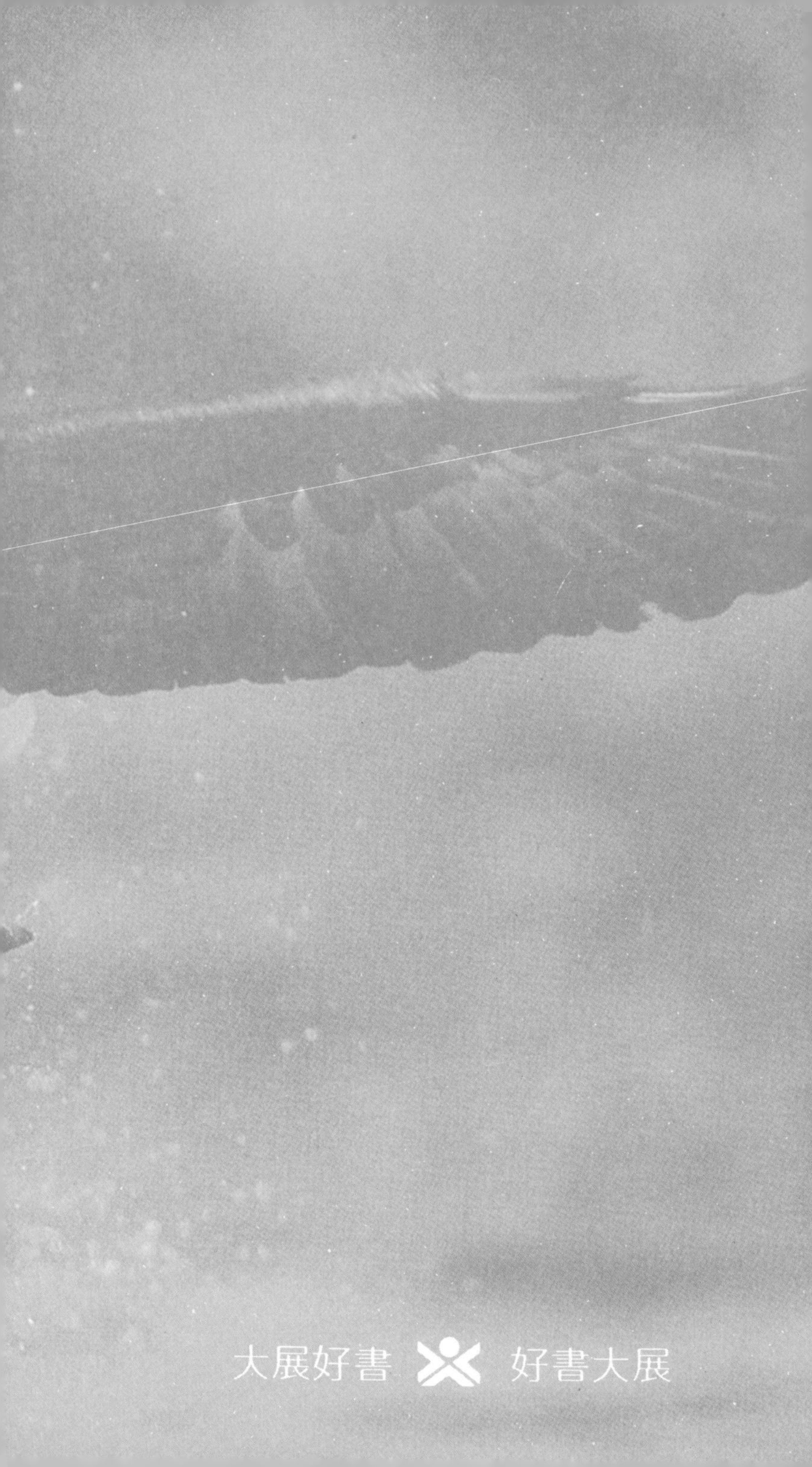
大展好書 好書大展